Sharon Philip
Thomas P. Alexander

Manual clínico de hipersensibilidade dentinária

Sharon Philip
Thomas P. Alexander

Manual clínico de hipersensibilidade dentinária

Fisiopatologia, diagnóstico e modalidades de tratamento

ScienciaScripts

Imprint

Any brand names and product names mentioned in this book are subject to trademark, brand or patent protection and are trademarks or registered trademarks of their respective holders. The use of brand names, product names, common names, trade names, product descriptions etc. even without a particular marking in this work is in no way to be construed to mean that such names may be regarded as unrestricted in respect of trademark and brand protection legislation and could thus be used by anyone.

Cover image: www.ingimage.com

This book is a translation from the original published under ISBN 978-620-6-79087-7.

Publisher:
Sciencia Scripts
is a trademark of
Dodo Books Indian Ocean Ltd. and OmniScriptum S.R.L publishing group

120 High Road, East Finchley, London, N2 9ED, United Kingdom
Str. Armeneasca 28/1, office 1, Chisinau MD-2012, Republic of Moldova, Europe
Printed at: see last page
ISBN: 978-620-7-96205-1

Índice

INTRODUÇÃO

A hipersensibilidade dentária é uma resposta exagerada a um estímulo sensorial que normalmente não provoca qualquer resposta num dente normal e saudável. É uma fonte de irritação crónica que afecta a alimentação, a bebida e a respiração. O aumento da hipersensibilidade impede a capacidade de controlar eficazmente a placa dentária e pode, por conseguinte, comprometer a saúde oral. A hipersensibilidade severa pode mesmo resultar em alterações emocionais que alteram o estilo de vida. (1)

A hipersensibilidade dentinária é definida como uma dor derivada da dentina exposta, em resposta a estímulos químicos, térmicos, tácteis ou osmóticos, que não pode ser atribuída a qualquer outra forma de efeito ou doença dentária (2,3). Embora o termo tradicionalmente empregue para descrever esta condição específica seja hipersensibilidade dentinária, também tem sido referida como sensibilidade ou hipersensibilidade dentinária cervical, sensibilidade dentinária e sensibilidade ou hipersensibilidade dentinária radicular.

A hipersensibilidade dentinária é uma condição de dor oral comum e transitória, em que a dor surge imediatamente após a estimulação da dentina exposta e resolve-se com a remoção do estímulo (Holland et al. 1997). (4) A dor é curta, aguda e de natureza persistente, afectando a qualidade de vida (Boiko et al. 2010) (5), 28% de uma população de estudo de 3000 pessoas afirmaram que a hipersensibilidade dentinária os afectava de forma importante ou muito importante (West et al. 2013b). (6)

A sensibilidade dentária é uma queixa comum dos pacientes num consultório dentário. Estudos demonstraram que a hipersensibilidade dentinária afecta 10-30% da população (7,8). Embora os estudos variem, a faixa etária mais comum em que a hipersensibilidade dentinária é sentida é a dos 20-50 anos, sendo os pacientes do sexo feminino predominantemente afectados (9,10). Os caninos e os primeiros prémolares são os dentes mais frequentemente afectados, devido à sua posição proeminente nas arcadas maxilar e mandibular (9,10).

A hipersensibilidade dentinária tem diferentes graus de dor, mas pode alterar as actividades diárias do paciente, levando-o a procurar tratamento junto dos profissionais de medicina dentária. Por isso, é importante que a equipa dentária conheça os diferentes tratamentos disponíveis e decida qual o tratamento adequado e quando deve ser utilizado.

A hipersensibilidade dentinária manifesta-se de uma forma física e psicologicamente desconfortável para o doente e pode ser definida como uma dor aguda causada pela presença de túbulos dentinários abertos numa superfície dentinária exposta. (11) Os túbulos dentinários têm um diâmetro de aproximadamente 0,5 µm na periferia e estão normalmente protegidos por uma camada de esmalte (12). Quando o esmalte é removido ou ocorre recessão da superfície radicular, estes túbulos ficam expostos e, como resultado, podem ser altamente sensíveis a estímulos (12).

A dentina não é tão ricamente inervada como a polpa, criando assim uma controvérsia em torno do mecanismo da hipersensibilidade dentária. Existem várias teorias sobre a sensibilidade; no entanto, a mais amplamente aceite é conhecida como a "teoria hidrodinâmica". Proposta por Brannstrom e Astrom em 1972, a teoria hidrodinâmica considera que os estímulos térmicos, osmóticos ou físicos criam movimento de fluido dentro dos túbulos dentinários, causando a ativação das terminações nervosas (13,14).

O mecanismo transdutor dos odontoblastos proposto por Rapp et al. (15) sugere que os odontoblastos actuam como células receptoras, mediando alterações no potencial de membrana dos odontoblastos através de junções sinápticas com os nervos. Isso poderia resultar em sensações de dor nas terminações nervosas localizadas na borda pulpo-dentinária; no entanto, as evidências para a teoria do mecanismo transdutor dos odontoblastos são geralmente inexisténtes e inconclusivas. (16) Acredita-se que essas terminações nervosas estejam no limite entre a dentina e a polpa (12). A ativação das terminações nervosas provoca uma dor aguda e rápida que se distingue (3) e foram criados muitos tratamentos para aliviar estes sintomas.

Vários fatores etiológicos e predisponentes têm sido implicados no início da hipersensibilidade dentinária, por exemplo, abrasão, abfração, erosão, recessão gengival, qualidade do osso vestibular, doença periodontal e seu tratamento, procedimentos cirúrgicos e restauradores e hábitos destrutivos do paciente. (13) Mais recentemente, vários investigadores sugeriram que a hipersensibilidade dentinária pode ser um fenómeno de desgaste dentário caracterizado predominantemente por erosão, que pode subsequentemente expor a superfície da dentina e iniciar as lesões de desgaste dentário. (6,17,18)

Dababneh et al também sugeriram que podem existir dois processos biológicos específicos associados aos factores etiológicos acima mencionados implicados na hipersensibilidade da dentina (19)

1. Localização da lesão; e

2. Início da lesão.

A queixa mais comum é causada por estímulos frios. A dor também pode ocorrer por estímulos químicos, como alimentos ácidos (principalmente frutas), doces e raramente com alimentos salgados. O estímulo mecânico ocorre frequentemente quando o doente esfrega a zona sensível com a unha, ou com as cerdas da escova de dentes durante a escovagem, desencadeando a dor. O ar atmosférico durante a respiração bucal, principalmente no inverno, que está associado ao frio, ou o ar de uma seringa tripla por desidratação também provocam dor. (20-22)

A hipersensibilidade dentinária é diferenciada de outras dores dentárias associadas pelas fibras Aδ, que são estimuladas principalmente pela aplicação de um estímulo frio, produzindo uma dor aguda, em comparação com a estimulação das fibras C, que produzem uma dor dolorosa e surda. (23) A identificação de doenças nas suas fases iniciais permite ao médico iniciar as técnicas de gestão mais conservadoras e evitar possíveis complicações e despesas que podem surgir se uma doença não for diagnosticada e não for tratada durante um período mais longo. A avaliação exacta do estado de saúde da polpa dentária, que é um passo fundamental para o diagnóstico bem sucedido das doenças orais, é conseguida através de uma história detalhada do paciente, de exames clínicos e radiográficos completos e da utilização de testes de diagnóstico especiais (Cooley et al. 1984). (24)

Uma modificação desta definição foi sugerida pelo Canadian Advisory Board on Dentine Hypersensitivity (3) em 2003, que sugeriu que "doença" deveria ser substituída por "patologia". A definição fornece um descritor clínico da condição e identifica a hipersensibilidade dentinária como uma entidade clínica distinta.

A utilização da mnemónica "SOCRATES" como lista de verificação da história da dor do doente:

- Local;

- Início;

- Carácter;

- Radiação;

- Factores atenuantes/sintomas associados;

- Calendário (duração, frequência);

- Factores de agravamento;

- Gravidade (NB Os sinais e sintomas podem ser alternados com o "S").

Apesar de terem sido propostas várias medidas metodológicas para qualificar e quantificar a dor associada à hipersensibilidade dentinária, estas medidas são geralmente utilizadas em ensaios clínicos destinados a avaliar produtos dessensibilizantes. (25) A dificuldade encontrada no tratamento da hipersensibilidade dentinária é expressa pelo enorme número de técnicas e alternativas terapêuticas para o seu alívio. Diversos métodos e materiais como vernizes, liners, materiais restauradores, adesivos dentinários (26), dentifrícios e enxaguatórios bucais são utilizados para reduzir a sensibilidade dentinária (27).

Embora exista um grande número de técnicas e alternativas terapêuticas disponíveis na literatura com o objetivo de aliviar a hipersensibilidade dentinária, de uma forma geral, os profissionais confundem a etiologia e o diagnóstico da hipersensibilidade dentinária, o que resulta na falta de confiança para abordar este processo patológico de forma eficaz. (27,28) Dependendo da gravidade, o profissional de medicina dentária pode também recomendar a utilização de pastas dentífricas dessensibilizantes/enxaguamentos bucais para uso doméstico (ex.: cloreto de estrôncio/acetato de estrôncio, nitrato/cloreto de potássio/citrato/ oxalato, etc.). É igualmente essencial dispor de uma estratégia de controlo em função da gravidade da doença.

É importante implementar estratégias de prevenção que eliminem ou limitem qualquer deterioração adicional da hipersensibilidade da dentina através de escolhas de tratamento adequadas, aconselhamento dietético e monitorização da condição. (28,29)

REVISÃO DA LITERATURA

PREVALÊNCIA DE HIPER-SENSIBILIDADE DENTINÁRIA

- Eccles JD. et al (30), em 1979, apresentaram uma série de casos de pacientes, incluindo pacientes hospitalizados de rotina e outros que foram encaminhados por dentistas para aconselhamento e tratamento da erosão. Os pacientes tendem a incluir uma elevada proporção de lesões graves e não são representativos da população. Uma caraterística interessante foi a distribuição de um grande número de mulheres no grupo etário dos 20 aos 29 anos.

- **Flynn, J. Galloway, R. & Orchardson. R. et al (31), em 1985,** investigaram a incidência de dentes "hipersensíveis" em 369 pacientes, através de um questionário e de testes intra-orais com um enxaguamento bucal com água fria (CWMR) e uma sonda afiada. As avaliações subjectivas dos pacientes foram consideradas pouco fiáveis. Dos 103 pacientes que pensavam ter dentes "sensíveis", apenas 62 responderam positivamente aos testes intra-orais. Cerca de 29% dos pacientes relataram desconforto com a CWMR, mas quando aqueles com causas óbvias para a dor (por exemplo, cáries, esmalte fissurado) foram excluídos, a incidência de sensibilidade à CWMR foi de 8%. A incidência de sensibilidade à CWMR e à sondagem foi de 8,7%. Mais mulheres do que homens tinham dentes sensíveis, mas as diferenças não foram estatisticamente significativas.

- **Gillam, D.G. e Orchardson. R. et al (27), em 2006,** analisaram a literatura publicada e forneceram informações sobre a prevalência da condição, a sua etiologia e factores causais, bem como recomendações para a gestão clínica do problema. Existem poucos estudos específicos sobre a prevalência da hipersensibilidade da dentina radicular ou da sensibilidade radicular em si; a maior parte da informação publicada refere-se a

a prevalência da hipersensibilidade dentinária. Vários investigadores sugeriram que pode haver alguma justificação, com base nas diferentes patologias, para distinguir entre os indivíduos que se queixam de hipersensibilidade dentinária e que têm bocas relativamente saudáveis e aqueles que se queixam de hipersensibilidade dentinária como resultado de doença periodontal e/ou do seu tratamento.

* **West, N. X et al (6), em 2013,** avaliaram a prevalência da hipersensibilidade da dentina e a importância relativa dos factores de risco em europeus com 18-35 anos de idade. Em 2011, foram inscritos 3187 adultos de consultórios dentários gerais em França, Espanha, Itália, Reino Unido, Finlândia, Letónia e Estónia. A hipersensibilidade dentinária foi avaliada clinicamente por estimulação dentária com ar frio, classificação da dor pelo paciente (sim/não), acompanhada pela classificação da dor pelo investigador (Schiff 03). O desgaste dentário erosivo (índice BEWE 0) e a recessão gengival (mm) foram registados. Os pacientes preencheram um questionário sobre a natureza da sua hipersensibilidade dentinária, ingestão de dieta erosiva e hábitos de escovagem dos dentes. 41,9% dos pacientes referiram dor à estimulação dentária e 56,8% obtiveram uma pontuação ≥ 1 na escala de Schiff em pelo menos um dente.

* **Olley R et al (18), em 2014,** investigaram a relação entre o desgaste dentário e a hipersensibilidade da dentina nas superfícies oclusais/incisais dos dentes e o tempo decorrido desde o consumo de ácido alimentar. O desgaste dentário foi registado em 93% *(n = 327)* dos indivíduos e a hipersensibilidade da dentina foi registada em 56% (*n* = 196) dos indivíduos. Existiu uma relação positiva e estatisticamente significativa entre a severidade do desgaste dentário e a severidade da hipersensibilidade da dentina registada com BEWE e CHI nas superfícies oclusais/incisais dos dentes *(p < 0,01).* A severidade da hipersensibilidade dentinária nas superfícies oclusais/incisais dos dentes foi associada ao tempo decorrido desde o último consumo de alimentos ácidos pelo indivíduo (*p* < 0,01). Os indivíduos que consumiram bebidas ácidas na dieta

mais recentemente são mais propensos a ter hipersensibilidade dentinária.

ETIOLOGIA DA HIPERSENSIBILIDADE DENTINÁRIA

- Rapp, R. et al (15), em 1968, sugeriram que os odontoblastos actuam como células receptoras, mediando alterações no potencial de membrana dos odontoblastos através da junção sináptica com os nervos. Isso poderia resultar na sensação de dor a partir das terminações nervosas localizadas na borda pulpodentinária.

- Brannstrom M, Astrom A. et al (13), em 1972, propuseram a teoria hidrodinâmica, segundo a qual o movimento rápido do fluido nos túbulos dentinários, em resposta a determinados estímulos, pode produzir uma deformação das fibras nervosas enroladas à volta das células odontoblásticas, o que pode causar distorção do nervo intradentário e gerar uma resposta dolorosa.

• Eda S, Saito T et al (32), em 1978, realizaram um estudo utilizando dentes de cães, tendo as células sido deslocadas para os túbulos dentinários devido à preparação da cavidade seca, o que foi observado utilizando microscopia eletrónica. A fim de obter uma fixação adequada, foi empregue um novo método de perfusão local. A maioria das células que se deslocaram para os túbulos dentinários eram núcleos de odontoblastos e, em parte, leucócitos neutrófilos e eritrócitos. Os núcleos dos odontoblastos, juntamente com organelas citoplasmáticas, como mitocôndrias, retículo endoplasmático rugoso, ribossomos livres e lisossomos, foram deslocados para dentro dos túbulos. Em algumas áreas, foram observadas tecelagens de fibras dentinárias nos túbulos.

• Dowell P, Addy M. et al (33) em 1983 A exposição da dentina cervical tem uma etiologia multifatorial e a dor pode ser frequentemente provocada por vários estímulos. O tratamento da condição, hipersensibilidade da dentina, tende a ser empírico devido à falta de conhecimento sobre o mecanismo de transmissão da dor através da dentina. As evidências sugerem que a dentina exposta que é sensível apresenta túbulos patentes. A literatura revista indica que, no máximo, as fibras nervosas apenas penetram numa distância limitada ao longo de alguns túbulos dentinários. A evidência para a estimulação das fibras nervosas da polpa por um mecanismo hidrodinâmico parece ser o mecanismo mais provável.

* **Berman LH. et al (34), em 1985,** resumiram uma revisão dos conceitos actuais que se pensa serem responsáveis pela sensação dentinária, e para rever e criticar as várias modalidades de tratamento da hipersensibilidade dentinária.

* **Sessle BJ.et al (35) em 1986** Nesta revisão, são enfatizados os recentes avanços no nosso conhecimento dos mecanismos neurais centrais subjacentes à dor na boca e na face. A revisão começa por salientar que a dor é agora conceptualizada como uma experiência multifatorial que pode ser modificada.

* **Eischer. C. Fischer. R. G. et al (36) em 1992** estudaram a prevalência, distribuição e possíveis factores causais da hipersensibilidade dentinária cervical numa população de uma Clínica Dentária da Marinha na cidade do Rio de Janeiro, Brasil. Um total de 635 pacientes foram examinados quanto à presença de hipersensibilidade dentinária cervical por meio de um questionário e testes intra-orais (estímulos de ar e sonda). 157 pacientes (25%) relataram ter dentes hipersensíveis, mas apenas 108 pacientes (17%) foram diagnosticados como portadores de hipersensibilidade dentinária cervical. A prevalência de hipersensibilidade foi maior no género feminino do que no masculino, mas esta diferença não foi estatisticamente significativa. A maioria das mulheres com hipersensibilidade tinha idades entre os 20 e os 49 anos e a maioria dos homens tinha idades entre os 40 e os 59 anos. Os incisivos e pré-molares apresentaram a maior prevalência de hipersensibilidade da dentina aos estímulos do ar e da

sonda, enquanto os molares apresentaram a menor. A presença e o histórico de hipersensibilidade dentinária foram positivamente correlacionados com a exposição prévia ao tratamento periodontal. Apenas alguns dos pacientes que afirmaram ter hipersensibilidade dentinária tinham tentado tratamento com pastas dentífricas dessensibilizantes ou procurado ajuda profissional.

- Linde A, Goldberg M. et al (37) em 1993 falaram sobre a formação da dentina, a dentinogénese, que compreende uma interação sofisticada entre vários factores no tecido, tanto celulares como extracelulares. A dentina pode ser considerada como um tecido conjuntivo calcificado. Neste aspeto, bem como no seu modo de formação, está intimamente relacionada com o osso. A utilização da dentinogénese como modelo experimental para o estudo da biomineralização oferece várias vantagens práticas, e os resultados podem ser extrapolados para compreender processos semelhantes noutros tecidos, principalmente no osso. Após a descrição da estrutura e composição da dentina, esta revisão discute itens como a morfologia da dentinogénese; o odontoblasto dentinogenicamente ativo, o transporte e as concentrações de iões minerais; os constituintes da matriz orgânica da dentina; e os presumíveis mecanismos envolvidos na formação mineral.

- **Chabanski MB, Gillam DG et al (38) em 1996** O objetivo do seu estudo era determinar a prevalência, distribuição e gravidade das SDC numa população de pacientes encaminhados para um Departamento de Periodontologia de um hospital especializado de pós-graduação.

- No ano **de 1997**, no seminário internacional sobre hipersensibilidade da dentina, foi dada uma definição: "A hipersensibilidade da dentina é caracterizada por dor curta e aguda que surge da dentina exposta em resposta a estímulos, tipicamente térmicos, evaporativos, tácteis, osmóticos ou químicos e que não pode ser atribuída a qualquer outro defeito ou patologia dentária" **(Orchardson**

& Collins 1987a, Addy 1992 et al).

- **Chabanski MB, Gillam DG. Et al (39) em 1997** Este documento analisa a literatura atual sobre a prevalência, etiologia e distribuição oral desta condição problemática.

- **Cummins D et al (40), em 2010,** forneceram uma breve visão geral do diagnóstico, epidemiologia, etiologia e gestão clínica da hipersensibilidade dentinária, para discutir as abordagens técnicas para aliviar a sensibilidade, com especial ênfase na oclusão dos túbulos dentinários e na evidência clínica da eficácia dos dentífricos dessensibilizantes baseados nesta abordagem, e para resumir a ciência por detrás de um novo dentífrico.

- **N. X. West et al (12), em 2013,** tiveram como objetivo rever a hipersensibilidade dentinária (DHS) e discutir os mecanismos de dor e a etiologia. A literatura foi revista utilizando motores de busca com termos MESH, mecanismos de dor DH e etiologia (incluindo abrasão, erosão e doença periodontal). O início e a progressão da DH são influenciados pelas características dos dentes e do periodonto, bem como pelo ambiente oral e por influências externas. Os factores de risco são numerosos, actuando frequentemente em sinergia e sendo sempre influenciados pela suscetibilidade individual.

GESTÃO DA HIPERSENSIBILIDADE DENTINÁRIA

- **Abel, I. et al (41), em 1958,** avaliaram os problemas clínicos da hipersensibilidade, tal como ocorre numa clínica dentária geral média, e determinaram a eficácia da pasta dentífrica Thermodent, dando especial atenção à evidência de quaisquer efeitos secundários nocivos. Verificou-se que cerca de 25 por cento dos pacientes sofriam de algum grau de hipersensibilidade. Havia alguma evidência de que o frio era um fator mais importante do que o calor ou outros estímulos locais na causa da dor, e as queixas de sensibilidade eram mais frequentes durante os meses frios.

- **Jensen, A.L. et al (32), em 1964,** realizaram um estudo clínico em dupla ocultação com controlos adequados, utilizando um método de pontuação subjectiva quantitativa cuidadosamente controlado para a avaliação da sensibilidade. Este método foi selecionado após a investigação de meios alternativos objectivos e subjectivos de medição da dor. De 3.000 pacientes, 56 pacientes, cada um com uma história bem documentada de hipersensibilidade persistente, tinham um total de 509 dentes sensíveis. A utilização da escova iontoforética resultou numa redução altamente significativa do número de dentes sensíveis e da pontuação total da dor após duas semanas e novamente após quatro semanas, com um benefício adicional menos significativo após seis semanas.

- **Hodosh M. et al (42), em 1974,** efectuaram um estudo em que o nitrato de potássio foi utilizado como agente dessensibilizante. Foram preparadas duas formas de nitrato de potássio: uma forma utilizava soluções saturadas, ou seja, soluções a 15%, 10%, 5%, 2% e 1%; a outra forma era uma pasta que continha 10% de nitrato de potássio. Ambas as formas obtiveram resultados favoráveis. A utilização deste dessensibilizante em dentes hipersensíveis tem proporcionado elevados graus de alívio sem afetar negativamente os tecidos adjacentes.

- **Dayton, R. E., et al (43) em 1974** O objetivo deste estudo foi avaliar e comparar os materiais dentários adesivos disponíveis no mercado no que diz respeito aos seus possíveis efeitos dessensibilizantes em superfícies radiculares clinicamente expostas. Foram selecionados quatro materiais adesivos para aplicação em superfícies radiculares expostas: Nuva Seal, Enamelite, Directon e Restodent. Todos os materiais adesivos foram bem sucedidos na redução considerável da hipersensibilidade dentinária. O Enamelite e o Nuva Seal foram significativamente eficazes na redução da hipersensibilidade a estímulos térmicos em comparação com os controlos. O Enamelite melhorou significativamente a tolerância aos estímulos térmicos num grau superior ao Nuva Seal.

- **Gangarosa LP, Park NH. et al (44), em 1978**, realizaram ensaios clínicos para determinar se o equipamento e a técnica utilizados para a iontoforese de anestésicos locais na mucosa oral eram adaptáveis à utilização na dessensibilização da dentina com flúor. Os resultados obtidos na sensibilidade dentinária causada por dentina cervical exposta, preparação de cavidades, esmalte hipoplásico ou desgaste oclusal foram dramáticos quando a iontoforese de flúor foi utilizada com o elétrodo negativo adequado. O alívio foi imediato e de longa duração. A redução da sensibilidade manteve-se durante toda a duração da experiência, que foi de pelo menos 3 meses e até 3 anos para dez dos doentes.

- **Matsumoto, et al (45), em 1980,** realizaram um estudo de microscopia eletrónica de varrimento utilizando um laser de GaAlAs para o tratamento da hipersensibilidade da dentina. A potência de saída do laser variou de 20 a 60 mW, e o modo de irradiação foi CW. O tempo de irradiação variou de 0,5 a 3 min. A taxa de eficácia do tratamento dependeu da potência de saída e variou de 30 a 100%.

- **Greenhill JD, Pashley DH. et al (46), em 1981,** efectuaram um estudo para avaliar a capacidade dos agentes que foram utilizados anteriormente para a dessensibilização clínica da dentina para reduzir a taxa de fluxo de fluido através da dentina in-vitro. O lado oclusal do disco foi então tratado com um agente que se pensava dessensibilizar a dentina para determinar se reduzia a taxa de fluxo de fluido. Os discos que apresentavam uma redução superior a

50% na taxa de fluxo foram examinados por microscopia eletrónica de varrimento para determinar se os agentes que diminuíam o fluxo de fluido também ocluíam parcialmente os orifícios tubulares. Este modelo in vitro forneceu um método quantitativo útil para o rastreio de uma série de preparações que foram utilizadas no passado para diminuir a sensibilidade da dentina.

- **Cooley RL, Stilley J, Lubow RM et al (24), em 1984,** realizaram um estudo desenvolvido para avaliar estes parâmetros e fornecer ao médico dentista uma compreensão das capacidades e limites do aparelho eletrónico de teste da polpa digital. Clinicamente, verificou-se que tinha um desempenho consistente, fiável, preciso e fácil para todos os dentistas que avaliaram a sua utilização. O único problema notável foi a impossibilidade de utilizar esta unidade com luvas cirúrgicas. Em suma, o aparelho de teste de polpa digital pode ser uma adição muito valiosa ao arsenal dentário.

- **Clark DC, Stamm JW, et al (41) em 1985** estudaram a eficácia de tratamentos semestrais com Durafluor e Fluor-Protetor num programa comunitário quando outras formas de cuidados preventivos estavam a ser utilizadas normalmente. A maioria das crianças provavelmente usava um dentifrício com flúor em casa, e algumas provavelmente recebiam suplementos diários de flúor. Do mesmo modo, devido aos programas de cuidados dentários infantis do Quebeque, muitos dos participantes no estudo recebiam provavelmente, por rotina, tratamentos tópicos de flúor aplicados profissionalmente pelos seus dentistas, e alguns tinham selantes de fossas e fissuras colocados. Os resultados deste estudo sugerem que em crianças com idades entre os 6 e os 9 anos, com uma experiência de cárie talvez média, os benefícios preventivos da cárie após 32 meses são modestos.

- **Senda, A., Gomi, A., et al (47), em 1985,** efectuaram um estudo clínico sobre o "Soft Laser 632", um laser médico de baixa energia He-Ne para o tratamento da hipersensibilidade da dentina. Utilizaram apenas uma potência de saída de 6 mW para o tratamento da hipersensibilidade. Os modos de irradiação eram de dois tipos: pulsado (apenas 5 Hz) e modo de onda contínua (CW). A taxa de eficácia do tratamento variou de 5,2 a 100%.

- **Pashley DH. et al (48), em 1986,** propuseram uma grande variedade de mecanismos físico-químicos que podem levar à redução da permeabilidade e da sensibilidade da dentina exposta. Estes incluem o crescimento de cristais intratubulares a partir do mineral do fluido salivar ou dentinário, a adsorção de proteínas plasmáticas nas superfícies internas dos túbulos dentinários, ou a formação de uma camada de esfregaço na superfície da dentina exposta. Todos esses procedimentos resultam em oclusão parcial dos túbulos. Na ausência de tais eventos, os pacientes podem continuar a ter superfícies dentinárias sensíveis durante meses a anos, o que requer intervenção terapêutica. Foram desenvolvidas várias abordagens terapêuticas para a oclusão dos túbulos que se revelam promissoras como agentes dessensibilizadores da dentina. Estas incluem a aplicação de resinas não preenchidas em áreas sensíveis ou a aplicação tópica de sais de oxalato. Este último método produz cristais de oxalato de cálcio que ocluem os túbulos, levando a uma dessensibilização imediata.

- **Absi EG et al (49), em 1987,** efectuaram um estudo sobre a patência dos túbulos dentinários na dentina cervical sensível e não sensível. O estudo mostrou um aumento altamente significativo do número de túbulos por unidade de área (cerca de 8x) com um aumento significativo do diâmetro dos túbulos (cerca de 2x) em dentes hipersensíveis quando comparados com dentes não sensíveis.

- **Orchardson. R. & Collins. W. J. N. (50), em 1987,** realizaram um estudo e descobriram que a hipersensibilidade dentinária foi encontrada em todos os tipos de dentes, mas foi mais comum em caninos (25%) e primeiros pré-molares

(24%), e especialmente (93%) na superfície vestibular.

- **Jensen M. E. e Doering J. V. et al (51), em 1987,** efectuaram um estudo comparativo de duas técnicas clínicas para o tratamento da hipersensibilidade da superfície radicular e relataram uma dessensibilização eficaz utilizando um compósito de "segunda geração", Scotchbond fotopolimerizável (3M, St Paul, MN).

- **Kern DA, McQuade MJ et al (52)** realizaram **em 1989** um estudo para avaliar a redução a curto e longo prazo da hipersensibilidade dentinária através de uma única aplicação de fluoreto de sódio com e sem iontoforese. Os resultados indicam que há uma redução significativa e imediata da hipersensibilidade dentinária com o uso da iontoforese, que se perde com o tempo. O uso de fluoreto de sódio sozinho não teve efeito. O fluoreto de sódio com iontoforese demonstrou ter um efeito imediato pós-tratamento ($P < .001$) que se prolongou durante o período de observação de 3 meses. Os dados sugerem que a iontoforese pode ser um complemento útil à terapia da sensibilidade e que pode ser alcançado um efeito terapêutico imediato. A eficácia do uso de fluoreto de sódio sozinho é obscurecida pela redução natural da sensibilidade radicular observada com o tempo.

- **Yoshiyama M, Noiri Y, et al (53), em 1990,** utilizaram a microscopia eletrónica de transmissão (TEM) e a microanálise de raios X (XMA) para o estudo da ultra-estrutura dos lúmens dos túbulos dentinários em camadas superficiais de espécimes de dentina obtidos através da utilização de uma nova técnica de biópsia de áreas hipersensíveis e naturalmente dessensibilizadas de superfícies radiculares expostas, in vivo. As imagens de MET mostraram claramente que os lúmens da maioria dos túbulos estavam ocluídos com cristais minerais em áreas naturalmente dessensibilizadas, mas tais lúmens estavam vazios e rodeados por dentina peritubular e intertubular em áreas hipersensíveis. Além disso, estruturas densas em electrões que revestiam a dentina peritubular foram observadas nos lúmens vazios dos túbulos dentinários.

- **Imai Y, Akimoto T. et al (54), em 1990,** tentaram utilizar um novo método de tratamento para os túbulos de hipersensibilidade dentinária, bloqueando os túbulos através da precipitação in situ de fosfato de cálcio insolúvel. Os cristais de fosfato de cálcio precipitaram-se in situ na superfície dentinária do paciente e formaram-se nos túbulos imediatamente após a aplicação em série de soluções de fosfato de sódio e cloreto de cálcio, ocluindo assim os túbulos. O tamanho dos cristais, o seu grau de cobertura e a espessura do precipitado dependeram do método de aplicação e da concentração das soluções. A aplicação de solução de fosfato dissódico a 5% seguida de fricção com solução de cloreto de cálcio a 10% resultou no alívio imediato da hipersensibilidade dentária em 84% dos pacientes tratados.

- **Em 1990, Trowbridge HO, Silver DR. et al (55)** fizeram uma revisão das abordagens actuais ao tratamento em consultório da hipersensibilidade dentinária. O tratamento em consultório da hipersensibilidade dentinária deve ser capaz de proporcionar ao paciente um alívio imediato e duradouro da dor. Independentemente do tipo de tratamento empregue, 20 a 40 por cento dos dentes hipersensíveis melhoram normalmente num período de 4 a 8 semanas.

- **Markowitz K, Bilotto G, et al (56)** realizaram **em 1991** um estudo sobre a diminuição da atividade nervosa intradental no gato com potássio e catiões divalentes. Os resultados mostram que o cloreto de potássio é eficaz na diminuição da atividade nervosa intradental durante a sua fase inibitória. No entanto, produzia sempre uma fase excitatória transitória inicial que durava 10-15 segundos. Este período excitatório pode ser eficazmente reduzido com outros agentes catiónicos.

- **Addy M, Urquhart E. et al (57)** apresentaram, **em 1992,** um documento que analisava a investigação e esboçava um sistema de gestão que se transferia facilmente para a prática clínica.

• Narhi M, Kontturi-Narhi V, et al (23) em 1992 obtiveram resultados de experiências com animais que indicam que as fibras nervosas intradentárias do tipo A são responsáveis pela sensibilidade da dentina. Elas são muito provavelmente activadas pelo mecanismo hidrodinâmico.

• Reinhardt JW, Elvins SE et al (58), em 1993, realizaram um ensaio clínico controlado, aleatório e em dupla ocultação, concebido para avaliar a eficácia e os efeitos nos tecidos moles do branqueamento vital com protectores bucais. Os indivíduos foram designados para um de dois grupos de tratamento, durante a noite (inserção do protetor bucal ao deitar) ou 3 horas (reabastecimento da solução de teste em intervalos de hora a hora para um total de 3 horas de exposição diária). As soluções experimentais incluíam dois produtos especificamente concebidos para branqueamento dentário, um produto comercializado como anti-sético oral e uma solução de controlo (glicerina). Cada sujeito participou durante um período de 3 semanas. A análise da cor dos dentes (determinação da cor) foi efectuada no início e no final do tratamento. Os índices gengival e de placa bacteriana foram registados no início e no final de cada semana de estudo. Os resultados indicaram que o tratamento de branqueamento foi eficaz na maioria dos casos e não causou qualquer inflamação dos tecidos ou sensibilidade dentária significativa. Os Índices Gengivais e de Placa médios foram geralmente mais baixos (denotando melhoria) no final do tratamento. A satisfação dos pacientes com os procedimentos foi elevada.

• Orchardson R, Collins WJ, et al (58) em 1993 efectuaram um ensaio clínico que foi realizado em 34 dentes "hipersensíveis" em 10 indivíduos. A sensibilidade da dentina foi medida como os limiares de perceção da dor a estímulos controlados de ar e sonda. Em cada indivíduo, pares de dentes com sensibilidade inicial comparável foram aleatoriamente designados para um tratamento com lest (T) ou controlo (C).

Todos os dentes foram limpos e foi aplicada uma pasta condicionadora. O Grupo T foi tratado com uma resina fotopolimerizável aplicada topicamente; o Grupo C recebeu um placebo, fotopolimerizável simulado. A sensibilidade ao ar foi novamente medida após o tratamento, e os procedimentos foram repetidos após 1. 2 e 3 semanas. Ao comparar os limiares de ar antes e depois do tratamento em cada visita, o agente de teste causou uma redução significativamente maior na sensibilidade do que o controlo. O aumento mediano do limiar de ar no grupo de teste foi de 2,5 s na visita n.º 1. 1,3 s na visita nº 2 e 0,8 s na visita nº 3. As comparações dos limiares iniciais em cada visita não mostraram alterações significativas a longo prazo na sensibilidade em nenhum dos grupos.

- **Addy M, West N. et al (59) em 1994** A hipersensibilidade da dentina é uma condição dolorosa comum dos dentes para a qual pouco se sabe sobre a etiologia e os factores predisponentes. Este facto tende a comprometer o tratamento e a recorrência da condição é frequente. Os factores abrasivos e erosivos, pelos seus efeitos no esmalte e na gengiva, são importantes na localização dos locais de dentina exposta. Os agentes erosivos são provavelmente responsáveis pelo início da sensibilidade através da abertura dos túbulos dentinários. A gestão não deve basear-se apenas no tratamento. Em primeiro lugar, deve ser considerado um diagnóstico diferencial. Em seguida, os factores etiológicos e predisponentes devem ser identificados e, sempre que possível, removidos, reduzidos ou modificados. Os tratamentos têm como principal objetivo bloquear o mecanismo hidrodinâmico de transmissão de estímulos através da dentina, ocluindo os túbulos dentinários. É necessária mais investigação para compreender a condição em si, a sua etiologia e o modo de ação do grande número de agentes terapêuticos variados, mas aparentemente eficazes.

- **Matthews B, Vongsavan N. et al (60), em 1994,** apresentam provas de que a taxa de difusão interna de químicos através da dentina exposta é afetada pela taxa de fluxo externo de fluido através dos túbulos dentinários. Este fluxo foi demonstrado em gatos. A taxa de fluxo parece depender da pressão do fluido do tecido pulpar; o fluxo aumentou durante a vasodilatação da polpa e diminuiu, mesmo invertendo a direção, durante a vasoconstrição. A vasodilatação pulpar pode ser produzida pela estimulação dos nervos aferentes intradentários, incluindo alguns dos que parecem ser excitados pela deslocação do conteúdo dos túbulos (isto é, por um mecanismo hidrodinâmico). Assim, quando a dentina é exposta e esses aferentes são estimulados, eles ajudarão a proteger a polpa, produzindo uma vasodilatação reflexa, que diminuirá a taxa de difusão de toxinas da boca para a polpa. A relação entre a taxa de fluxo através da dentina e a descarga evocada nos nervos intradentários foi investigada em gatos. As fibras individuais foram mais sensíveis ao fluxo para fora do que para dentro. As taxas de fluxo necessárias para excitar os aferentes pulpares foram maiores do que as observadas mesmo durante a vasodilatação pulpar máxima.

- **Macpherson JV, Beeston MA, et al (61)** utilizaram **em 1995** uma microscopia eletroquímica de varrimento (SECM) num modo de imagem de altura constante para caraterizar o fluxo de fluido através de uma fatia de dentina porosa, sujeita a pressões semelhantes às pressões pulpares medidas in vivo, e para avaliar a eficácia do oxalato de cálcio como agente bloqueador dos túbulos dentinários. As taxas de fluxo de fluido local e a topografia da superfície da dentina são mapeadas através da monitorização da corrente limitada ao transporte para a oxidação do mediador ferrocianeto num ultramicroelectrodo de ponta, digitalizado na proximidade de uma área-alvo da superfície, com e sem uma pressão aplicada ao longo da fatia. Após a aplicação do agente bloqueador, oxalato de cálcio, à superfície, os exames subsequentes na mesma área revelam que todos os túbulos dentinários estão ocluídos e o fluxo da solução é inibido. Ao converter as imagens de corrente limitada por difusão medidas na ausência de pressão, antes e depois da aplicação do agente bloqueador, em mapas topográficos correspondentes, é demonstrado que a espessura da camada de oxalato de cálcio precipitado que cobre a superfície pode ser estimada.

- **W. J. Stead, R. Orchardson et al (62) em 1996** Foi utilizado um modelo matemático para investigar os factores que afectam a [K+] nos túbulos dentinários. Agentes dessensibilizantes contendo

Acredita-se que os iões de potássio (K+) inactivam os nervos intradentários ao aumentar a [K+] extracelular. Os factores mais importantes que afectam a [K+] tubular em estado estacionário são a velocidade de fluxo do fluido tubular, a [K+] salivar e a permeabilidade ao potássio (k) da barreira entre o túbulo e a polpa. A [K+] tubular diminuiu com o aumento da velocidade do fluxo para fora e com o aumento de k, enquanto as dimensões do túbulo e o processo odontoblástico tiveram pouco efeito. Após uma aplicação simulada de 1 min de 500 mmol/l de K+ na superfície da dentina, a [K+] na extremidade interna do túbulo aumentou acima dos níveis de estado estacionário durante 20-30 min. A [K+] máxima atingida na extremidade interna do túbulo foi de cerca de 30 mmol/1 para uma barreira impermeável (k = 0) e uma velocidade de fluxo de 1,4 #m/s, mas foram atingidas [K+] tubulares máximas mais baixas quando a velocidade de fluxo para fora ou k foi aumentada. O modelo sugere que a aplicação de preparações contendo potássio na dentina pode aumentar a [K+] nas extremidades internas dos túbulos dentinários a níveis suficientes para inativar os nervos intradentários. No entanto, o aumento localizado da [K+] é transitório e a alteração da concentração será atenuada por condições que aumentem a velocidade de fluxo do fluido tubular ou a permeabilidade da barreira entre o túbulo e a polpa.

- **Pashley DH, Matthews WG et al (63) em 1996** O objetivo deste estudo foi medir a direção e a magnitude das deslocações de fluido através da dentina em segmentos de coroas humanas extraídas com uma superfície oclusal de dentina plana em resposta aos seguintes estímulos hidrodinâmicos: jato de ar, água a

56°C, água a 2°C, tátil e osmótico. Na dentina superficial condicionada com ácido, que simula a dentina hipersensível, os fluxos de fluido obtidos, do maior para o menor, foram: quente > frio > jato de ar > osmótico > tátil. Quando estes foram convertidos em unidades de equivalência, a classificação dos estímulos do mais forte para o mais fraco foi quente > frio > jato de ar > osmótico > tátil. Esta nova abordagem para comparar os estímulos hidrodinâmicos deve ser verificada in vivo.

- **Ling TY, Gillam DG. Et al (64) em 1996**, este artigo revê a posição atual no que diz respeito ao tratamento da sensibilidade da dentina por vários agentes dessensibilizantes e avalia as suas alegações de eficácia no contexto da evidência científica disponível.

- McCormack K, Davies R. et al (65) em 1996 O papel clínico de uma libertação de NO evocada por K+ como um mecanismo principal no tratamento da hipersensibilidade da dentina é apoiado por descobertas recentes que incluem : a localização da atividade da NADPH-diaforase e da imunoreactividade da óxido nítrico sintase induzível (iNOS) nos odontoblastos, nos seus processos na dentina e na camada subodontoblástica da polpa; (2) a iNOS provoca uma libertação sustentada de grandes quantidades (nanomolares) de NO; (3) O NO é livremente difusível e capaz de exercer uma ação notavelmente potente em células-alvo distantes; (4) As acções do NO podem ser reforçadas por moléculas transportadoras endógenas, tais como os S-nitrosotióis; (5) A síntese de NO pode ser evocada por concentrações de ião K+ muito inferiores (i.(5) A síntese de NO pode ser evocada por concentrações de ião K+ muito inferiores (i.e. <1 mM) às necessárias para efeitos inibitórios diretos sobre a atividade neural.

- Kazemi, R.B., Sen, B.H. et al (26) em 1999 avaliaram o efeito do tetrafluoreto de titânio na permeabilidade da dentina em comparação com o fluoreto de sódio e o fluoreto de fosfato acidulado para determinar a sua contribuição para a resistência ácida da dentina. A utilização clínica de soluções ácidas de tetrafluoreto de titânio em cavidades dentárias pode ser considerada, uma vez que as superfícies de dentina manchadas são modificadas para um estado estável e resistente ao ácido.

- **Em 1999, Dababneh RH, Khouri AT et al (19)** discutiram a epidemiologia, os mecanismos de produção de dor e os factores etiológicos da doença, na esperança de desenvolver ideias para estratégias de prevenção e gestão mais realistas.

• **Gillam DG, Seo HS et al (20) em 1999** conduziram um estudo para determinar a perceção e prevalência da hipersensibilidade da dentina na prática geral. Foram recolhidos questionários preenchidos de 277 pacientes (115 homens, 162 mulheres, idade média de 41·7 anos [SD 14·36]). A prevalência de DH auto-relatada (52%) foi observada entre a terceira e a quarta décadas, com pico na terceira e em boa concordância com a publicada anteriormente (45·2%), e significativamente mais mulheres se queixaram de DH do que homens (SND=2·24, IC 95% 0·01734 -0·2661). Os resultados indicaram que o auto-relato de DH é menor do que o relatado numa população hospitalar dentária e não foi percebido como um grande problema dentário pela maioria dos pacientes numa população de prática dentária geral.

• **Lan WH, Liu HC et al (68) em 1999** O objetivo do presente estudo foi avaliar o efeito oclusivo combinado do verniz de fluoreto de sódio e da irradiação laser Nd:YAG nos túbulos dentinários humanos. Trinta e seis espécimes de dentina com orifícios de túbulos dentinários expostos foram utilizados neste estudo. As amostras foram divididas aleatoriamente em quatro grupos. Os grupos A, B e C foram envernizados com fluoreto de sódio, enquanto o grupo D serviu de controlo. De seguida, o grupo C foi submetido a um laser de Nd:YAG de 30 mJ, 10 impulsos/s durante 2 minutos, através de uma pintura de luz. Três horas mais tarde, os grupos B e C foram escovados com uma escova de dentes eléctrica durante 30 minutos. Sob observação SEM, o grupo de controlo mostrou numerosos orifícios de túbulos dentinários expostos, e os espécimes envernizados com fluoreto de sódio mostraram o encerramento dos orifícios de túbulos dentinários expostos. Após a escovagem eléctrica dos dentes, a maior parte do verniz de fluoreto de sódio foi removida, exceto nos espécimes que foram irradiados com laser Nd:YAG. Mais de 90% dos orifícios dos túbulos dentinários foram ocluídos pelo verniz de fluoreto de sódio combinado com a irradiação com laser de Nd:YAG.

- **Orchardson R, Gillam DG et al (69), em 2000,** efectuaram uma revisão para avaliar a evidência da eficácia clínica dos sais de potássio na redução da DH e também para considerar a base biológica de quaisquer efeitos. Foram efectuadas pesquisas na literatura para identificar relatórios de ensaios clínicos de preparações contendo potássio. As pesquisas revelaram 3 ensaios de soluções ou géis de nitrato de potássio; 2 ensaios de elixires bucais contendo nitrato ou citrato de potássio; 6 ensaios de oxalatos de potássio; e 16 ensaios aleatórios duplamente cegos de pastas dentífricas contendo nitrato, cloreto ou citrato de potássio. Os estudos com pastas dentífricas forneceram dados quantitativos sobre os efeitos do tratamento. Estas medidas de resultados foram expressas como reduções percentuais na sensibilidade ao ar frio e à estimulação mecânica e nos relatórios subjectivos dos doentes. Os ensaios de soluções aplicadas topicamente produziram resultados inconsistentes. Os elixires bucais contendo potássio produziram reduções significativas na sensibilidade. Todas as pastas dentífricas contendo potássio produziram uma redução significativa da sensibilidade aos estímulos tácteis e aéreos, bem como da sensibilidade subjetivamente relatada. Na maioria dos estudos, o agente ativo (potássio) foi superior ao controlo menos ativo (placebo), mas alguns dos ensaios mais recentes demonstraram efeitos significativos do placebo. Postula-se que os iões de potássio libertados pelas pastas dentífricas se difundem ao longo dos túbulos dentinários para inativar os nervos intradentários. No entanto, este princípio nunca foi confirmado em dentes humanos intactos.

- Kimura Y et al (70), em 2000, analisaram a aplicação do laser no tratamento da hipersensibilidade da dentina e os seus efeitos no tecido pulpar e problemas no tratamento com laser. Reviram o papel dos lasers no tratamento da hipersensibilidade da dentina desde 1985, resumiram muitos relatórios de investigação da última década e o que o futuro pode reservar para os lasers neste tratamento. Foram utilizados 4 tipos de lasers para o tratamento da hipersensibilidade da dentina, e a eficácia variou entre 5,2 e 100%, dependendo do tipo de laser e dos parâmetros utilizados.

- **Clayton, D.R., McCarthy, D et al (21), em 2002,** estudaram a prevalência e distribuição da sensibilidade dentinária numa população de pessoal de serviço com 17 a 58 anos de idade numa base da RAF nas Midlands. Os resultados indicam que a autoavaliação da sensibilidade dentinária foi semelhante a relatórios anteriores, embora seja de importância fundamental que tais estudos sejam complementados com um exame clínico completo para determinar dados de prevalência mais fiáveis.

- **Kleinberg I et al (71)** desenvolveram **em 2002** um material para reduzir a sensibilidade com base no papel natural da saliva na redução da sensibilidade. A saliva permite normalmente que os iões de cálcio e fosfato migrem para os túbulos dentinários abertos e formem um precipitado de glicoproteínas salivares e fosfato de cálcio que oclui os túbulos. O material desenvolvido por Kleinberg consistia em arginina, que é um aminoácido que tem uma carga positiva a um pH fisiológico; bicarbonato como tampão de pH; e carbonato de cálcio, que fornece uma fonte de cálcio.

- **J. S. Rees, M. Addy et al (72) em 2002** estudaram a prevalência da hipersensibilidade da dentina num estudo transversal de pacientes no Reino Unido. Dezanove médicos dentistas examinaram 4841 pacientes durante um mês e os pacientes que tinham hipersensibilidade dentinária diagnosticada foram questionados sobre a sua ocupação e hábitos tabágicos. A quantidade de recessão gengival vestibular associada aos dentes sensíveis foi também registada utilizando um formulário de estudo. Foram diagnosticados 201 pacientes com hipersensibilidade dentinária, o que corresponde a uma prevalência de 4,1%. Os dentes mais frequentemente afectados foram os dentes pré-molares superiores e o fator iniciador mais comum foram as bebidas frias.

• **Canadian Advisory Board on Dentin Hypersensitivity (3) em 2003** Estas recomendações consensuais para o diagnóstico e tratamento da hipersensibilidade dentinária foram desenvolvidas por um conselho amplamente constituído por dentistas e higienistas dentários provenientes da prática dentária geral, da prática especializada, do meio académico e da investigação de todo o Canadá, a que se juntaram 2 dentistas internacionais com experiência na matéria. A necessidade de recomendações consensuais foi evidenciada pela falta de provas claras e sólidas na literatura dentária, bem como pela confusão sobre o diagnóstico e a gestão demonstrada por um inquérito de avaliação das necessidades educativas.

• **S. A. M. Corona et al (73), em 2003,** realizaram um estudo in vivo para avaliar o uso do laser de baixo nível de gálio-alumínio-arseneto (GaAlAs) (BDP 600) e do verniz de fluoreto de sódio (Duraphat®) no tratamento da hipersensibilidade dentinária cervical. Um total de 60 dentes foram incluídos no ensaio. O laser GaAlAs (15 mW, 4 J/cm2) foi irradiado em modo de contacto e seguido da aplicação de verniz de flúor na região cervical. A eficácia dos tratamentos foi avaliada em três períodos de exame: imediatamente após a primeira aplicação, 15 e 30 dias após a primeira aplicação. Não houve diferença significativa para o verniz fluoretado nos três períodos de exame, e para a laserterapia, diferença significativa (P<0·05) encontrada apenas entre os valores obtidos antes do tratamento e 30 dias após a primeira aplicação. Concluíram que ambos os tratamentos podem ser eficazes na diminuição da hipersensibilidade dentinária cervical. O laser GaAlAs de baixa intensidade apresentou melhores resultados no tratamento de dentes com maior grau de sensibilidade.

- **Watanabe, H. et al (74) em 2003** Este estudo foi efectuado para examinar a possibilidade do laser Er:YAG para o tratamento da hipersensibilidade da dentina utilizando uma nova sonda laser; sonda tipo vassoura. A alteração morfológica dos túbulos dentinários da placa de dentina bovina após irradiação com laser de baixa potência (5 ou 10 mJ/ pulso, 10 pps) ou fervura foi observada por SEM. Cinquenta dentes de 13 pacientes com idades compreendidas entre os 31 e os 54 anos, com queixas de hipersensibilidade dentinária, foram tratados por irradiação laser a 25 - 35 mJ/pulso, 10 pps, utilizando a sonda tipo vassoura. Este estudo sugere que a irradiação de baixa potência do laser Er:YAG seria eficaz no tratamento da hipersensibilidade da dentina, mas pode existir uma limitação parcial do efeito do tratamento com laser para a hipersensibilidade da dentina.

- **Frechoso SC et al (75), em 2003**, realizaram um ensaio clínico randomizado com o objetivo de comparar a eficácia imediata (48-96 h) de dois tratamentos com géis bioadesivos com diferentes concentrações de nitrato de potássio (NK 5% versus NK 10%) na hipersensibilidade dentinária (HD). Avaliaram a hipersensibilidade da dentina através da utilização do estímulo evaporativo (ES), como resultado principal, utilizando um grupo de controlo placebo como referência. Foram selecionados quarenta e cinco pacientes consecutivos que, após estimulação com um jato de ar, tinham pelo menos um dente com DH ≥ 2 de acordo com a escala de avaliação verbal (VRS). Foram aleatoriamente tratados com um gel bioadesivo com 5% de NK, 10% de NK ou um gel placebo sem NK. A hipersensibilidade da dentina foi avaliada na linha de base, nos dias 2, 4, 7 e 14 por um examinador cego ao procedimento. A resposta ao estímulo evaporativo com um jato de ar, a estimulação tátil com uma sonda e a avaliação subjectiva do paciente medida na escala VRS foram registadas. Foi observada uma maior redução da hipersensibilidade da dentina após o estímulo evaporativo após 48 h de tratamento no grupo NK10% (35,8%) em comparação com o grupo NK5% e o grupo placebo (11,8% e 13,4%, respetivamente). Esta diferença aumentou significativamente às 96 h (p=0,003).

- **Swift EJ Jr. et al (76), em 2004,** apresentou uma visão geral da hipersensibilidade dentinária, incluindo suas causas, prevenção e tratamento. O autor fornece informações sobre a hipersensibilidade associada à dentina cervical exposta, procedimentos de branqueamento dentário e restaurações diretas e indirectas.

- Bartold PM et al (7) em 2006 A sensibilidade dentária é uma apresentação clínica muito comum que pode causar uma preocupação considerável aos pacientes. Esta condição é frequentemente encontrada por periodontistas, dentistas, higienistas e terapeutas dentários. A gestão desta condição requer uma boa compreensão da complexidade do problema, bem como da variedade de tratamentos disponíveis. Esta revisão considera a etiologia, a incidência e o tratamento da hipersensibilidade dentinária.

- **Orchardson, R. e Gillam, D.G. et al (28)** efectuaram **em 2006** uma revisão para informar os profissionais sobre a hipersensibilidade dentinária e a sua gestão. Os autores utilizaram a MEDLINE para encontrar literatura relevante em língua inglesa publicada no período de 1999 a 2005. A prevalência da hipersensibilidade dentinária varia muito, dependendo do modo de investigação. As pastas dentífricas contendo potássio são os tratamentos mais utilizados em casa. A maioria dos tratamentos em consultório emprega alguma forma de "barreira", seja uma solução tópica ou gel ou um material de restauração adesivo. A eficácia relatada destes tratamentos varia, com alguns a não terem melhor eficácia do que os tratamentos de controlo. São discutidas as possíveis razões para esta variabilidade. Um fluxograma resume as várias estratégias de tratamento.

- Chidchuangchai, W., Vongsavan et al (22), em 2007, efectuaram um estudo para determinar os efeitos na sensibilidade da dentina exposta ao frio que são produzidos quando a dentina é condicionada para remover a camada de smear layer e quando os túbulos são novamente bloqueados com oxalato de cálcio.

Foram efectuadas observações in vitro separadas sobre os efeitos destes procedimentos no fluxo de fluido através da dentina. A média da pontuação VAS produzida pelo gelo antes do condicionamento foi de 21,3 19,5 mm (S.D.). A média após o condicionamento foi significativamente menor do que os outros dois valores (P < 0,05). A dor foi produzida por receptores sensíveis a alguma outra alteração produzida pelos estímulos de frio, tais como receptores de frio específicos.

• **T. Pamir et al (77), em 2007,** efectuaram um estudo in vivo para determinar se a aplicação de três agentes dessensibilizantes diferentes em superfícies dentinárias expostas era eficaz na redução da hipersensibilidade dentinária em indivíduos com sensibilidade ligeira a moderada. Sessenta pacientes com um historial de sensibilidade foram incluídos neste estudo. Na consulta inicial, os níveis iniciais de sensibilidade foram registados utilizando uma escala visual analógica (EVA). Para ativar a sensibilidade, foram aplicados a cada sujeito estímulos evaporativos (jato de ar) e térmicos (cloroetilo). As respostas dos sujeitos aos estímulos foram assinaladas na EVA. Os sujeitos foram selecionados para um dos grupos de tratamento ou para um placebo. Os agentes utilizados foram o Seal&Protect (Dentsply DeTrey GmbH, Konstanz, Alemanha), o Vivasens (Ivoclar Vivadent AG, Schaan, Liechtenstein) e o BisBlock (BISCO, Schaumburg, IL, EUA); por outro lado, foi utilizada água destilada como placebo. Os sujeitos foram chamados de novo ao fim de quatro semanas e as suas respostas foram novamente registadas. Os estímulos térmicos causaram maior desconforto ao paciente do que os estímulos evaporativos (p<0,05). Os resultados da linha de base e após quatro semanas foram significativos para os três agentes dessensibilizantes (p<0,05). No entanto, no grupo placebo, os estímulos evaporativos levaram a variações insignificantes da dor (p>0,05).

• **Zero DT et al (78) em 2009** A evidência clínica de que o Recaldent (fosfopeptídeo de caseína - fosfato de cálcio amorfo; CPP-ACP) tem potencial como agente anti-cárie provém de estudos de modelos in situ realizados principalmente por um grupo de investigação baseado na Universidade de Melbourne. A remineralização in situ de lesões subsuperficiais do esmalte foi registada por este grupo para o CPP-ACP quando adicionado a pastilhas elásticas, pastilhas e leite. É necessária uma confirmação independente destes resultados através de outros métodos que se aproximem mais das condições clinicamente relevantes. Os benefícios clínicos do CPP-ACP na forma de pasta com e sem flúor ainda não foram comprovados por provas científicas credíveis. O flúor aplicado topicamente continua a ser o padrão para a eficácia anti-cárie, e o atual nível de evidência clínica não é adequado para apoiar o uso de CPP-ACP como uma estratégia alternativa de remineralização.

• **Petrou I, Heu R et al (79), em 2009,** utilizaram uma série de técnicas de superfície de última geração para obter informações sobre o mecanismo de ação de uma nova tecnologia para o alívio da hipersensibilidade da dentina com base na arginina e no carbonato de cálcio e, em particular, para abordar questões importantes relativas à natureza e extensão da oclusão dos túbulos dentinários. Os estudos CLSM, SEM e AFM demonstram que a tecnologia de arginina-carbonato de cálcio é altamente eficaz na oclusão rápida e completa dos túbulos dentinários. Os estudos EDX e ESCA mostram que o depósito da superfície da dentina e o tampão do túbulo ocluído contêm níveis elevados de cálcio e fosfato, bem como de carbonato. A CLSM confirmou que a pasta de dentes e a pasta de profilaxia dessensibilizante têm o mesmo mecanismo de ação, que os componentes arginina e carbonato de cálcio são ambos essenciais para a eficácia destes produtos e que a arginina é incorporada no tampão dentinário. Uma tecnologia inovadora baseada na arginina e no carbonato de cálcio proporciona benefícios clinicamente comprovados no que respeita ao alívio rápido e duradouro da hipersensibilidade dentinária. É única na medida em que dois dos seus principais componentes, a arginina e o cálcio, se encontram naturalmente na saliva, e que a arginina e o carbonato de cálcio trabalham em conjunto para acelerar os mecanismos naturais de oclusão e depositar um mineral semelhante à dentina, contendo cálcio e fosfato, no interior dos túbulos dentinários e numa camada protetora na superfície da dentina.

- **Cummins D et al (80), em 2009,** forneceram uma visão geral dos conhecimentos actuais sobre o diagnóstico, epidemiologia, etiologia e gestão clínica da hipersensibilidade dentinária. Resume as abordagens técnicas para aliviar a sensibilidade em produtos de uso profissional e doméstico, com ênfase na evidência clínica para a eficácia da pasta dentífrica dessensibilizante e introduz uma nova tecnologia inovadora de dentífrico contendo 8% de arginina, carbonato de cálcio e 1450 ppm de fluoreto. Estudos clínicos demonstraram que um novo dentífrico que contém 8% de arginina, carbonato de cálcio e 1450 ppm de fluoreto como monofluorofosfato de sódio oferece uma eficácia significativamente maior na redução da sensibilidade, em comparação com um dentífrico líder de mercado que contém 2% de ião de potássio. Estudos sobre o mecanismo de ação demonstraram que esta tecnologia sela fisicamente os túbulos dentinários com um tampão que contém arginina, carbonato de cálcio e fosfato. Este tampão, que é resistente às pressões pulpares normais e ao desafio ácido, reduz efetivamente o fluxo de fluido dentinário e, consequentemente, reduz a sensibilidade.

• **Boiko, O. V. et al (5) em 2010** Para desenvolver e validar uma medida específica da qualidade de vida relacionada com a saúde oral para a hipersensibilidade dentinária (Questionário de Experiência de Hipersensibilidade Dentinária, DHEQ). Foi desenvolvido um questionário DHEQ optimizado com 48 itens para descrever a dor, uma escala para captar os impactos subjectivos da hipersensibilidade dentinária, uma classificação global da saúde oral e uma escala para registar os efeitos na vida em geral. A escala de impacto apresentou valores elevados de fiabilidade interna (quase todas as correlações item-total > 0,4 e a x de Cronbach = 0,86). O coeficiente de correlação intra-classe para a fiabilidade teste-reteste foi de 0,92. A escala de impacto estava fortemente correlacionada com as classificações globais de saúde oral e com os efeitos na vida em geral. Estes resultados foram semelhantes quando o DHEQ foi validado numa amostra clínica. O DHEQ apresenta boas propriedades psicométricas tanto numa população geral como numa amostra clínica. A sua utilização pode aumentar a nossa compreensão dos impactos subjectivos da sensibilidade dentinária.

• **Miglani S et al (10), em 2010,** discutiram as opções de tratamento recentes, como bioglass, cimento Portland, lasers e fosfopeptídeo de caseína. Reviram de forma concisa a fisiopatologia, o mecanismo e a gestão clínica da hipersensibilidade dentinária. O tratamento da hipersensibilidade dentinária deve começar com um diagnóstico exato. O diagnóstico diferencial deve ser efectuado e todas as outras causas prováveis devem ser excluídas. Uma fase frequentemente negligenciada do tratamento clínico da hipersensibilidade dentinária é a identificação e o tratamento dos factores causais. Ao remover os factores etiológicos, a condição pode até ser impedida de ocorrer ou de se repetir. Existem várias modalidades de tratamento disponíveis que podem ser utilizadas em casa ou podem ser aplicadas por profissionais. Os agentes dessensibilizantes "caseiros" incluem pastas de dentes, elixires ou gomas de mascar e actuam ocluindo os túbulos dentinários ou bloqueando a transmissão neural.

• **R. Curtis et al (82), em 2010,** avaliaram a eficácia de um novo nanobiovidro sol-gel e de um biovidro derivado de fusão para ocluir os túbulos e promover a formação de apatite, escovando mecanicamente uma pasta de pó de biovidro e saliva humana na dentina com túbulos expostos. A microscopia eletrónica de varrimento, o feixe de iões focalizados e a espetroscopia de raios X por dispersão de energia foram utilizados para caraterizar os pós e avaliar a oclusão dos túbulos. O biovidro derivado de fusão possuía uma morfologia de partículas irregular e tinha um tamanho médio de $3,30 \pm 0,42$ µm. As partículas de biovidro sol-gel eram esféricas, com um tamanho médio de $0,65 \pm 0,19$ µm. A dentina tratada com biovidro derivado da fusão exibiu uma camada de apatite contínua firmemente aderente. O tratamento com nanobiovidro resultou na deposição de partículas no interior dos túbulos e na formação de varetas de apatite que estavam firmemente aderentes às paredes dos túbulos e eram contínuas até uma profundidade medida de 270 µm.

- Tschoppe P et al (83), em 2011, realizaram um estudo in vitro que avaliou os efeitos das pastas dentífricas de nanohidroxiapatite (n-HAp) na remineralização do esmalte bovino e lesões subsuperficiais da dentina. Os grupos de dentina 0, B, BS e A apresentaram valores de $\Delta\Delta Z$ significativamente mais elevados em comparação com E ($p < 0,05$; ANOVA). Os valores de $\Delta\Delta Z$ do esmalte do grupo A foram significativamente mais elevados em comparação com o grupo E *(p <* 0,05), enquanto que não foram observadas diferenças significativas destes grupos em comparação com 0, B e BS ($p > 0,05$). Com as condições in vitro escolhidas, as pastas dentífricas contendo n-HAp revelaram efeitos remineralizantes mais elevados em comparação com as pastas dentífricas de fluoreto de amina com dentina bovina, e foram obtidas tendências comparáveis para o esmalte.

• J. Cunha-Cruz et al (84), em 2011, analisaram sistematicamente os ensaios clínicos que relatavam um tratamento com oxalato em comparação com nenhum tratamento ou placebo com um resultado de hipersensibilidade da dentina. A avaliação do risco de enviesamento e a extração de dados foram realizadas de forma independente por dois revisores. As diferenças médias padronizadas (SMD) foram estimadas por meta-análise de efeitos aleatórios. De 677 citações únicas, 12 estudos com alto risco de viés foram incluídos. Outros tratamentos, incluindo oxalato dipotássico a 30% ($n = 1$), oxalato dipotássico a 30% mais oxalato monopotássico mono-hidrogénio a 3% ($n = 3$), oxalato monopotássico mono-hidrogénio a 6% ($n = 1$), oxalato férrico a 6,8% ($n = 1$) e resina contendo oxalato ($n = 1$), também não foram estatisticamente diferentes dos tratamentos com placebo. Com a possível exceção do oxalato monopotássico monohidrogenado a 3%, a evidência disponível atualmente não suporta a recomendação do tratamento da hipersensibilidade dentinária com oxalatos.

• **Petersson LG et al (14) em 2012** Os objectivos eram trazer luz sobre o flúor para controlar a hipersensibilidade dentinária (DHS) e prevenir a cárie radicular. A pasta de dentes com flúor mostra um bom efeito em dentes sensíveis quando combinada com agentes obstruidores do fluido dentinário, tais como diferentes iões metálicos, potássio e oxalatos. O flúor em solução, gel e verniz proporciona um alívio imediato e a longo prazo da hipersensibilidade da dentina e do branqueamento. Em combinação com a tecnologia laser, obtém-se um efeito positivo adicional limitado. A prevenção de cáries radiculares é favorecida por pasta dentífrica com 5.000 ppm F e por bochechos com soluções de flúor com 0,025-0,1% F, como a aplicação de gel de flúor ou verniz de flúor três a quatro vezes por ano. As medidas de flúor com pastilhas, pastilhas elásticas, palitos de dentes e fio dental podem ser questionadas devido a uma relação custo-eficácia desfavorável. A maioria das preparações de flúor em combinação com agentes de obstrução do fluido dentinário são benéficas para reduzir a DHS. A prevenção da cárie radicular é favorável com concentrações mais elevadas de flúor, por exemplo, na pasta de dentes.

- **Gillam DG et al (29), em 2013,** analisou a orientação prática, baseada em evidências, sobre a gestão da hipersensibilidade da dentina para profissionais dentários, abrangendo o diagnóstico, a prevenção e o tratamento. A sensibilidade associada à recessão gengival, ao desgaste dentário, à doença periodontal e ao tratamento periodontal é especificamente abordada no artigo. Esta revisão descreve um esquema de gestão da DHS para profissionais de medicina dentária que está ligado a estratégias de gestão dirigidas a três grupos diferentes de pacientes.

• **Lopes AO et al (85) em 2013** realizaram um estudo clínico longitudinal randomizado teve como objetivo avaliar diferentes protocolos de tratamento da hipersensibilidade dentinária com laser de alta potência, agente dessensibilizante, e sua associação entre laser de alta potência e agente dessensibilizante, por um período de 6 meses. Para o estímulo aéreo, não foram encontradas diferenças significativas para cada intervalo de tempo. Para a avaliação a longo prazo, todos os grupos apresentaram diferenças estatísticas (p>0,05), indicando que para G2 e G3, essa diferença foi estatisticamente significativa a partir do primeiro momento de avaliação (pós 1), enquanto no G1, a diferença foi significativa a partir da avaliação pós 2 (1 semana). A comparação entre os grupos utilizando a estimulação por sonda mostrou diferenças significativas na dor (p<0,001). Todos os protocolos foram eficazes na redução da hipersensibilidade dentinária após 6 meses de tratamento, no entanto, a associação do Nd:YAG e do Gluma Desensitizer é uma estratégia de tratamento eficaz que apresenta efeitos imediatos e duradouros.

- **Nichola X. West et al (86)** examinaram **em 2015** a eficácia dos tratamentos aplicados por si e por profissionais para a redução da dor causada pela hipersensibilidade da dentina. Foram realizadas pesquisas electrónicas (três bases de dados) e manuais de 14 a 21 de julho de 2014 para identificar ensaios controlados aleatórios para o tratamento da hipersensibilidade dentinária. Foram incluídos 11 agentes e 105 Ensaios Controlados Aleatórios. Tratamentos incluindo fluoreto estanoso, arginina, fosfosilicato de cálcio e sódio e pasta de dentes com estrôncio parecem ser clinicamente eficazes para o tratamento da hipersensibilidade dentinária em comparação com comparadores e controlos.

• **Kumar et al (87), em 2015,** analisaram vários benefícios do NovaMin na terapia periodontal. Estudos recentes com os dentífricos que contêm NovaMin e as partículas misturadas apenas com água demonstraram possuir uma forte ação antimicrobiana contra os agentes patogénicos periodontais, o que pode ser um benefício significativo para o paciente na terapia de manutenção periodontal. O dentífrico que contém vidro bioativo melhora significativamente a saúde gengival, medida pela redução do sangramento gengival e pela redução da placa supragengival.

• **Tosun S et al (88) em 2016** avaliaram o potencial de oclusão dos túbulos dentinários e a penetração do Clinpro® White Varnish (5% fluoreto de sódio+tri-fosfato de cálcio) na presença ou ausência do laser Nd:YAG. A oclusão tubular dos grupos A e B foi significativamente maior que a do grupo C (p<0,05). A oclusão tubular do grupo B foi significativamente maior do que a do grupo A (p<0,05). A profundidade de penetração do grupo D foi significativamente maior do que a do grupo E (p < 0,05). A aplicação do laser melhorou a capacidade de oclusão tubular do Clinpro. Pelo contrário, o laser reduziu a penetração do Clinpro.

• **Kopycka - Kedzierawski DT et al (89)** identificaram **em 2017** as abordagens de gestão da hipersensibilidade da dentina entre os dentistas dos Estados Unidos. Quase todos os dentistas (99%) referiram utilizar mais do que um método para diagnosticar a DH. Mais frequentemente, referiram utilizar relatos espontâneos dos pacientes, juntamente com a exclusão de outras causas de dor oral por exame clínico direto (48%); seguido da aplicação de um jato de ar (26%), da aplicação de água fria (12%) e da obtenção de relatos dos pacientes após consulta do dentista (6%). Na gestão da DH, a primeira escolha mais frequente foi a pasta dentífrica dessensibilizante, de venda livre (OTC), com nitrato de potássio (48%), seguida dos fluoretos (38%) e do glutaraldeído/HEMA (3%). Um total de 86% dos inquiridos referiu utilizar uma combinação de produtos no tratamento da DH, utilizando mais frequentemente verniz fluoretado e pasta dentífrica dessensibilizante de nitrato de potássio OTC (70%). O fator predisponente mais frequente que conduz à DH, tal como referido pelos profissionais, foi a recessão gengival (66%), seguida de abrasão, erosão, lesões de abfracção/atrição (59%) e bruxismo (32%).

- **Gupta T et al (90), em 2017,** compararam o efeito do vidro bioativo (BG), da hidroxiapatite e da dessensibilização por laser de díodo na resistência ao cisalhamento de compósitos de resina à dentina em diferentes intervalos de tempo. Foram selecionados setenta e dois pré-molares maxilares livres de cárie. As superfícies vestibulares foram achatadas para expor a dentina. Os dentes foram divididos em quatro grupos (Grupos 1, 2, 3, e de acordo com a modalidade de tratamento (controlo sem pré-tratamento, Sensodyne Repair and Protect, Teethmate Desensitizer, laser de díodo). A colagem foi efectuada utilizando um adesivo auto-condicionante seguido de um compósito. Foi utilizada uma máquina de testes universal para determinar a resistência de união ao cisalhamento imediatamente após a colagem, após 3 meses e após 5 meses de armazenamento em saliva artificial. O pré-tratamento com BG e dessensibilizadores de hidroxiapatite aumentou, enquanto o laser de díodo diminuiu a resistência média ao cisalhamento do compósito à dentina, em comparação com o grupo de controlo. Não foram observadas diferenças estatisticamente significativas nos valores de resistência ao cisalhamento dos grupos após o armazenamento.

- Claire hall et al (91) 2017 comparam a eficácia clínica a longo prazo de dois dentífricos com tecnologia de oclusão - um dentífrico com 5% de fosfosilicato de cálcio e sódio (CSPS) e um dentífrico com 8% de arginina/carbonato de cálcio disponível no mercado - no alívio da hipersensibilidade dentinária (DH). Foi realizado um estudo exploratório, aleatório, cego para o examinador, grupo paralelo, 11 semanas, controlado em adultos saudáveis com hipersensibilidade dentinária auto-relatada e clinicamente diagnosticada. Os indivíduos foram selecionados aleatoriamente para um dos três tratamentos do estudo, com os quais escovaram os dentes duas vezes por dia. A avaliação da sensibilidade foi realizada no início e após 1, 2, 4, 6 e 11 semanas de tratamento em resposta a estímulos evaporativos (ar) e tácteis (medidos pela Escala de Sensibilidade de Schiff/escala analógica visual e limiar tátil, respetivamente). Um total de 135 indivíduos foram selecionados aleatoriamente para o tratamento. Todos os tratamentos do estudo mostraram reduções estatisticamente significativas em relação à linha de base na DH em todos os pontos de tempo para todas as medidas $(p < 0,05)$. A pasta de dentes oclusiva com 5% de CSPS foi eficaz no alívio da hipersensibilidade dentinária em comparação com uma pasta de dentes com flúor regular; uma pasta de dentes anti-sensibilidade com 8% de arginina/carbonato de cálcio proporcionou benefícios semelhantes. As melhorias na hipersensibilidade dentinária continuaram durante o estudo de 11 semanas.

- Machado AC et al (92) em 2018 avaliaram os dados científicos atuais sobre a eficácia da foto biomodulação no tratamento da hipersensibilidade dentinária como um método alternativo para o controlo da dor. Foi realizada uma revisão sistemática para avaliar a eficácia da foto biomodulação como tratamento para a hipersensibilidade dentinária. Foi efectuada uma pesquisa bibliográfica completa até outubro de 2016. A fotobiomodulação pode não levar a efeitos adversos, desde que sejam seguidos parâmetros adequadamente controlados no tratamento da hipersensibilidade dentinária. Estudos mais consistentes devem ser realizados para observar adequadamente o efeito terapêutico vantajoso da foto biomodulação.

- Hines D et al (93) em 2019 realizaram um estudo in vitro e um estudo clínico para avaliar o efeito de uma pasta de dentes contendo fluoreto estanoso para ocluir os túbulos dentinários e reduzir a hipersensibilidade dentinária. Para o estudo in vitro, o autor tratou a superfície de espécimes de dentina humana com pastas dentífricas de teste ou de controlo e, em seguida, avaliou-as utilizando várias técnicas espectroscópicas. Para o estudo clínico, os participantes do sexo masculino e feminino que cumpriram os critérios de inclusão escovaram os dentes duas vezes por dia durante 1 minuto com a pasta dentífrica de teste ou de controlo. A hipersensibilidade dentinária foi avaliada através de estímulos tácteis e de jato de ar na linha de base e após 4 e 8 semanas. Todos os testes estatísticos de hipóteses foram de 2 lados, com um nível de significância de α fixado em 0,05. Os resultados dos estudos in vitro mostraram que a pasta dentífrica de teste ocluiu eficazmente os túbulos dentinários com um depósito constituído por estanho, zinco, fosfato e silício. As pastas dentífricas de teste e de controlo ocluíram os túbulos em 82% e 3 5%, respetivamente. Clinicamente, nos exames de 4 e 8 semanas, o dentífrico de teste proporcionou melhorias estatisticamente significativas $(P < .001)$ nas pontuações de hipersensibilidade dentinária tátil de 27,8% e 42,0% e nas pontuações de hipersensibilidade ao sopro de ar de 21,4% e 32,3%, respetivamente, em relação ao dentífrico de controlo. Os resultados in vitro indicam que a pasta dentífrica contendo 0,454% de fluoreto estanoso revestiu eficazmente as superfícies dentinárias e ocluiu os túbulos dentinários patentes. Em comparação com a pasta de dentes de controlo, a pasta de dentes testada proporcionou uma redução significativa da hipersensibilidade dentinária após 8 semanas de utilização do produto.

DISCUSSÃO

DEFINIÇÃO, PREVALÊNCIA, DISTRIBUIÇÃO E ETIOLOGIA DA SENSIBILIDADE DENTINÁRIA

Definição de hipersensibilidade dentinária:

A hipersensibilidade dentinária (HD) é definida como uma dor derivada da dentina exposta, em resposta a estímulos químicos, térmicos, tácteis ou osmóticos, que não pode ser atribuída a qualquer outra forma de efeito ou doença dentária. (2,3)

A hipersensibilidade da dentina é uma condição comum e transitória de dor oral, a dor resulta imediatamente da estimulação da dentina exposta e resolve-se com a remoção do estímulo (Holland et al. 1997)(4)

Addy e Urquhart et al. (1992)(54) definiram a hipersensibilidade dentinária como uma dor curta e aguda que surge da dentina exposta, tipicamente em resposta a estímulos químicos, térmicos ou osmóticos que não podem ser explicados como resultantes de quaisquer outras formas de defeito ou patologia dentária.

Prevalência da hipersensibilidade dentinária:

Inquéritos que examinaram a hipersensibilidade dentinária relataram 15-18% das populações de estudo afectadas (Graf e Galasse 1977[96], Flynn et al 1985[40], Fischer et al 1992[55]), o que compara com a ampla gama de 8-30% quando foram utilizados métodos de diagnóstico menos precisos. (Abel 1958[1], Jensen 1964, Graf e Galasse 1977[96], Flynn et al 1985[40], Fischer et al 1992[55]). A faixa etária da hipersensibilidade dentinária é ampla, indo desde o início da adolescência até mais de 70 anos (Fischer et al 1992[55]).

O pico de incidência situa-se entre os 20 e os 40 anos (Graf e Galasse 1977, Flynn et al 1985[40]). Embora os estudos variem, a faixa etária mais comum em que se verifica hipersensibilidade dentinária é entre os 20 e os 50 anos, sendo os doentes do sexo feminino predominantemente afectados[8,9] .

Os caninos e os primeiros pré-molares são os dentes mais frequentemente afectados, devido à sua posição proeminente nas arcadas maxilar e mandibular[8,9] . A aparente queda paradoxal da prevalência nas últimas décadas reflecte provavelmente as alterações da idade da dentina e da polpa, reduzindo tanto a permeabilidade da dentina como a resposta pulpar. Em estudos recentes realizados por Chabanski et al 1996[66] , Collaert e Speelmen 199197 relataram que não havia diferenças entre os sexos, mas o pico de incidência foi na 5ª década.

<u>Distribuição da hipersensibilidade dentinária</u>:

A área cervical vestibular é o principal local de predileção para a hipersensibilidade dentinária. (Jensen 1964[31] , Graf e Galasse 1977[96] , Flynn et al 1985[40] , Orchardson e Collins 1987[4 7]). É também o local de predileção para a recessão gengival (Watson 1984)[95] e a área onde o esmalte é mais fino.

<u>Etiologia da hipersensibilidade dentinária</u>:

Vários factores etiológicos e predisponentes têm sido implicados no início da hipersensibilidade dentinária, por exemplo, abrasão, abfracção, erosão, recessão gengival, qualidade do osso bucal, doença periodontal e seu tratamento, procedimentos cirúrgicos e restauradores e hábitos destrutivos do paciente[12] . Mais recentemente, vários investigadores sugeriram que a hipersensibilidade dentinária pode ser um fenómeno de desgaste dentário caracterizado predominantemente por erosão, que pode subsequentemente expor a superfície da dentina e iniciar as lesões de desgaste dentário[5,16,17] .

Os factores etiológicos e pré-disponentes associados à hipersensibilidade dentinária são: (adaptado de Chabanski e Gillam em 1997)[67]

❖ Perda de esmalte

❖ Desnudação do cemento

❖ Recessão gengival

❖ Atrito

❖ Abrasão

❖ Abfracção

❖ Erosão (intrínseca e extrínseca)

❖ Mau posicionamento dos dentes

❖ Emagrecimento, fenestração, ausência de placa óssea alveolar vestibular

❖ Doença periodontal e seu tratamento

❖ Cirurgia periodontal, tratamento de restauração

❖ Hábitos dos doentes

A exposição da dentina só pode ocorrer por perda de tecido periodontal (recessão gengival) ou perda de esmalte.

❖ A perda de esmalte pode resultar de atrito, abrasão e erosão.

❖ A desnudação da superfície radicular pode resultar de recessão gengival, após determinadas cirurgias periodontais, doenças periodontais crónicas, traumatismos provocados por hábitos e escovagem incorrecta dos dentes.

<u>**Atrito:**</u>

A atrição pode ser definida como a perda de estrutura dentária superficial resultante da força de fricção direta entre dentes em contacto. Trata-se de um processo contínuo, dependente da idade, que é normalmente fisiológico. A atrição pode ser acelerada por movimentos mandibulares parafuncionais, como o bruxismo. A atrição afecta geralmente a superfície oclusal e proximal do dente. O efeito na superfície oclusal é mais pronunciado. Este facto pode ser consequência da exposição dos túbulos dentinários ao ambiente oral devido ao desgaste mecânico dos dentes. Um dos principais sintomas sentidos devido a este desgaste da estrutura dentária é a hipersensibilidade dentinária do dente.

<u>**Achados clínicos:**</u>

1. Aparência de uma pequena faceta polida na ponta da cúspide ou na crista ou um ligeiro achatamento do bordo incisal. Isto pode ser visto como:

   a. Atrito oclusal

   b. Atrito proximal

2. Morder as bochechas:

   Com o achatamento dos elementos da cúspide, perde-se a sobreposição vertical entre os planos inclinados. Isto fará com que os tecidos circundantes da bochecha e da língua sejam alimentados entre os dentes. Também provoca irritação gengival devido à impactação de alimentos e à proximidade da mesa oclusal à gengiva.

3. Hipersensibilidade dentária:

   A situação é agravada pelo desgaste devido a -

   ❖ Exposição dentária,

   ❖ Estrangulamento pulpar e apical que ocorre devido a forças fisiológicas excessivas, rasgamento dos ligamentos periodontais, microfissuras e estrangulamento de substâncias irritantes.

Erosão:

É um processo de perda de estrutura dentária resultante de actos químico-mecânicos na ausência de microorganismos específicos. Pode ser causada por agentes intrínsecos ou extrínsecos, a maioria dos quais se situa na gama de pH ácido. A causa intrínseca da erosão liberta a regurgitação ácida associada a uma série de perturbações médicas e psicológicas. Considera-se que a erosão extrínseca tem uma etiologia dietética primária (bebidas ácidas, citrinos). Sognnaes et al. (1972)94 referem-se a estas lesões como ablações dentoalveolares e o conteúdo de fosfato de cálcio tem sido reportado como normal com o nível de mucina elevado. Estes frutos ácidos da dieta removem rápida e rapidamente a camada de esfregaço para expor os túbulos (Eccles JD et al 1974)[36] .

Achados clínicos:

Em 1979, JD Eccles[36] classificou a erosão com base na gravidade clínica como :

- Classe I - Lesão superficial, lesões específicas envolvendo apenas o esmalte.

- Classe II - Lesões localizadas, envolvendo a dentina em menos de 1/3 da superfície.

- Classe III - Lesões generalizadas, envolvendo a dentina em mais de 1/3 da superfície.

Clinicamente, a extensão das linhas de erosão pode variar desde uma linha fina e impercetível na JCE até uma substância dentária substancial que dá ao dente uma forma de ampulheta.

Abrasão:

Define-se como a perda superficial da estrutura dentária resultante de forças de fricção diretas entre os dentes e objectos externos ou de forças de fricção entre componentes dentários em contacto na presença de um meio abrasivo. Trata-se de um processo patológico.

As causas da abrasão são a escovagem incorrecta dos dentes, a mastigação de tabaco, hábitos como cortar linhas de costura com os dentes, roer as unhas, fumar cachimbo, próteses iatrogénicas com porcelana que se opõem aos dentes naturais. O grau de abrasão resultante de uma escovagem dentária incorrecta depende do dentífrico e do método de escovagem. A escovagem horizontal em ângulos rectos em relação ao eixo vertical resulta numa perda grave da estrutura dentária.

Sinais clínicos :

1. Vala em forma de "V" ou em forma de cunha no lado da raiz da junção cemento-esmalte nos dentes com recessão gengival.

2. O ângulo formado na profundidade da lesão, bem como o da borda do esmalte, é agudo.

3. A lesão abrasiva tem um contorno linear, seguindo o trajeto das cerdas.

4. A superfície da lesão na dentina é extremamente lisa e polida.

5. A aplicação de sondas ou de estimulantes como calor, frio, doces, sobre a lesão pode provocar dor.

Recessão gengival:

A recessão é a exposição da superfície da raiz por um deslocamento apical na posição da gengiva. Os factores etiológicos incluem uma técnica de escovagem dos dentes incorrecta, fricção dos tecidos moles, inflamação gengival, fixação anormal do frénulo e movimento ortodôntico dos dentes. A suscetibilidade à recessão é influenciada pela posição dos dentes, ângulo ósseo da raiz, curvatura mesio-distal da superfície dentária.

A abrasão ou erosão do cemento exposto pela recessão deixa uma superfície dentinária subjacente que pode causar hipersensibilidade dentinária.

- ❖ Os procedimentos de tratamento periodontal, como o planeamento radicular, deixam a superfície radicular livre de cemento e os túbulos dentinários expostos, o que leva à sensibilidade.

- ❖ As diferenças no fluxo e na composição salivar podem contribuir para o desenvolvimento de dentina hipersensível, afectando a formação da smear layer, mesmo através da deposição de dentina intertubular.

Factor	Possible Consequence
Abrasive trauma	Dentin exposure
	Loss of smear layer
Oral hygiene methods	Increased tubule patency
Erosive factors	Less intratubular dentin
Saliva	Increased intra dental nerve
Dentine pulp response	Excitability
Neurogenic pulp inflammation	

HISTOPATOLOGIA DO COMPLEXO DENTINA-POLPA EM RELAÇÃO À SENSIBILIDADE DENTINÁRIA

A dentina e a polpa são por vezes tratadas separadamente porque a dentina é um tecido duro e a polpa um tecido mole. No entanto, a dentina e a polpa estão relacionadas embriologicamente, histologicamente e funcionalmente. A parte mesodérmica do dente, ou seja, a papila dentária, dá origem à dentina e à polpa.

(98)

A dentina é a porção de tecido duro do complexo dentina-polpa e forma a maior parte do dente.

A dentina é uma matriz semelhante ao osso, caracterizada por múltiplos túbulos dentinários estreitamente compactados que atravessam toda a sua espessura e contêm extensões citoplasmáticas de odontoblastos que formaram a dentina e depois a mantêm. Os corpos celulares dos odontoblastos estão alinhados ao longo do aspeto interno da dentina contra uma camada de pré-dentina, onde também formam o limite periférico da polpa dentária. (99) A polpa dentária é um tecido conjuntivo mole que ocupa a porção central do dente. O espaço que ocupa é a cavidade pulpar, que se divide em porção coronal (câmara pulpar) e porção radicular (canal radicular). A câmara pulpar confirma a forma geral da coroa anatómica. O canal radicular termina no forame apical, onde a polpa e o ligamento periodontal se encontram e os principais nervos e vasos entram e saem do dente. O tamanho do forame apical é de 0,3 a 0,6 μm.

<u>Composição da dentina e seus tipos :</u>

A composição da dentina inclui :

DENTINE		
INORGANIC	**ORGANIC**	**WATER**
70%	20%	10%

O componente inorgânico é constituído por hidroxiapatite sob a forma de pequenas placas. A parte orgânica consiste em colagénio (principalmente do tipo I e pequenas quantidades do tipo IV e V) com inclusões funcionais de lípidos e proteínas da matriz não colagénica. (99) As proteínas da matriz não colagénica preenchem o espaço entre as fibrilas de colagénio e acumulam-se ao longo da periferia dos túbulos dentinários.

O colagénio tipo I actua como um suporte que acumula uma grande parte (56%) do mineral nos orifícios e poros das fibrilas. As proteínas da matriz não colagénica regulam a deposição de minerais e actuam como promotoras ou inibidoras. Fisicamente, a dentina tem uma qualidade elástica que é importante para o funcionamento do dente, porque a elasticidade proporciona flexibilidade e evita a fratura do esmalte frágil sobrejacente.

<u>Tipos de dentina :</u>

- ❖ Dentina primária,

- ❖ Dentina secundária,

- ❖ Dentina terciária.

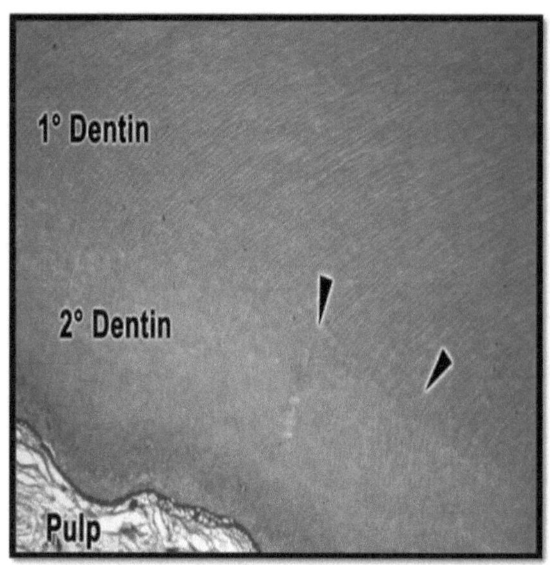

<u>Dentina primária:</u>

<u>Dentina do manto:</u>

A dentina do manto é a parte mais externa ou periférica da dentina primária. É delimitada pela junção dentino-esmalte e pela zona de dentina interglobular(100). É a primeira dentina formada na coroa subjacente à junção dentino-esmalte e também foi descrita na raiz subjacente à

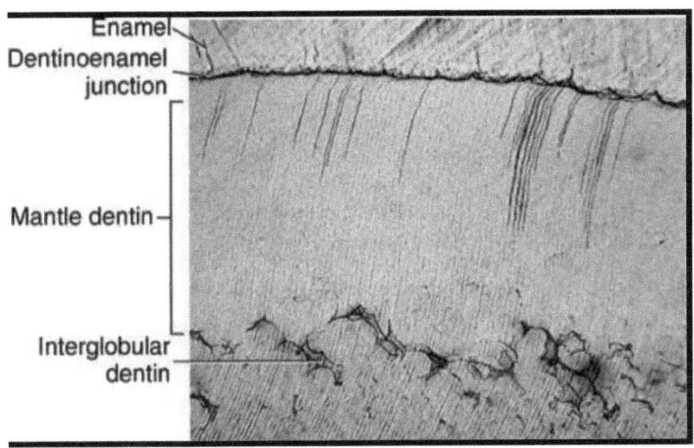

a camada granular.

As fibrilas formadas nesta zona são perpendiculares à junção dentina-esmalte e a matriz orgânica é composta por fibrilas de colagénio maiores do que as que estão presentes no resto da dentina primária.

Dentina circumpulpar:

Forma a dentina primária remanescente e constitui a maior parte do dente. Representa toda a dentina formada antes da conclusão da raiz. As fibrilhas de colagénio na dentina circumpulpar são muito mais pequenas em diâmetro (0,05μm) e estão mais compactadas em comparação com a dentina do manto. A dentina circum-pulpar pode conter um pouco mais de minerais do que a dentina do manto.(100)

Dentina secundária :

- ❖ É a dentina formada após a conclusão da raiz.

- ❖ A dentina secundária forma-se mais lentamente do que a primária e tem um aspeto semelhante à dentina primária, mas contém menos túbulos. Não é formada uniformemente e aparece em maior quantidade no teto e no fundo da câmara pulpar coronal, onde protege a polpa da exposição em dentes mais velhos.

Dentina terciária :

A dentina terciária é produzida em reação a vários estímulos, tais como atrito, cárie ou

procedimento dentário de restauração.

❖ É produzida apenas pelas células diretamente afectadas pelo estímulo. A qualidade e a quantidade de dentina terciária produzida estão relacionadas com a resposta celular iniciada, que depende da intensidade e da duração do estímulo. Os túbulos são escassos em número e dispostos irregularmente.

❖ As células que formam a dentina terciária revestem a sua superfície ou são incluídas na dentina, sendo este último caso designado por osteodentina.

❖ É subclassificada como dentina reactiva e reparadora.

❖ A dentina reactiva é depositada por odontoblastos pré-existentes e a reparadora é depositada por células semelhantes a odontoblastos recentemente diferenciados.

HISTOLOGIA DA DENTINA:

Túbulos dentinários

❖ O processo odontoblástico é semelhante ao processo osteocitário que corre nos canalículos que atravessam a camada de dentina e são referidos como túbulos dentinários.

❖ Os túbulos dentinários estendem-se ao longo de toda a espessura da dentina, desde a junção dentina-esmalte até à polpa, e formam uma rede de difusão de nutrientes através da dentina. A sua configuração indica o percurso dos odontoblastos durante a dentinogénese. Eles seguem um caminho em forma de "S". A curvatura em forma de 'S' é menos pronunciada entre os bordos incisais e as cúspides (percurso reto) devido às oscilações dos odontoblastos ditadas pela sua aglomeração, à medida que a área de superfície que ocupam diminui durante o seu movimento centrípeto. (99)

❖ Os túbulos dentinários medem cerca de 2,5µm perto da polpa, 1,2µm na porção média e perto de DEJ 900nm.

Uma redução significativa na densidade média de túbulos também ocorre na dentina radicular em comparação com a dentina cervical. Estudos recentes demonstraram que a densidade de túbulos é mais elevada nas paredes linguais e vestibulares da polpa do que nas paredes mesiais e distais.

<u>**Imagem de Microscopia Eletrónica de Varrimento que mostra o número de túbulos de□ti□al e o seu tamanho**</u>

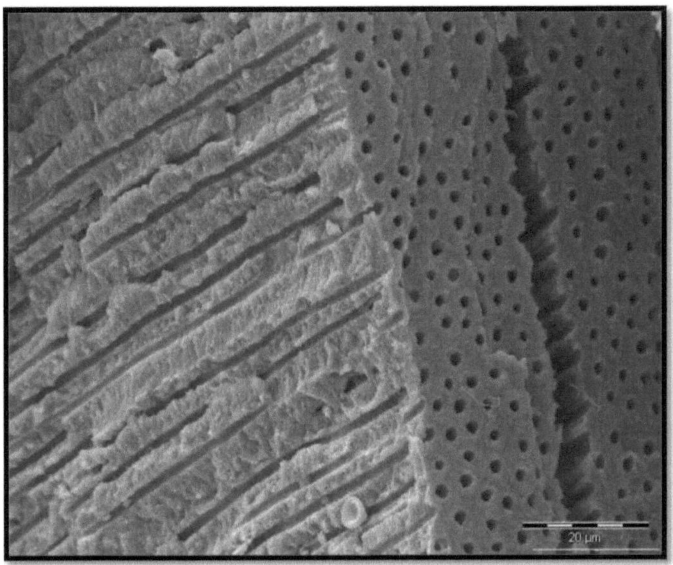

<u>**Número de túbulos dentinários**</u>

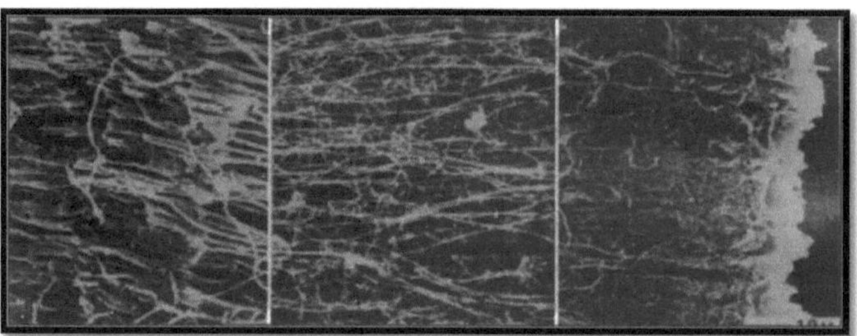

PULP	MIDDLE DENTIN	DEJ
45,500	29,000	20,000

Os túbulos dentinários ramificam-se ao ponto de a dentina ser permeada por um profuso sistema circular anastomótico. As principais ramificações ocorrem mais frequentemente na dentina radicular do que na dentina coronal.

A natureza tubular da dentina confere um grau invulgar de permeabilidade a este tecido duro, que pode aumentar o processo carioso e acentuar a resposta da polpa aos procedimentos de restauração dentária.

<u>**Dentina peritubular:**</u>

A dentina que circunda imediatamente os túbulos dentinários é denominada "dentina peritubular".(99) É mais altamente mineralizada (9%) do que a dentina intertubular.

Contém também pouco colagénio.

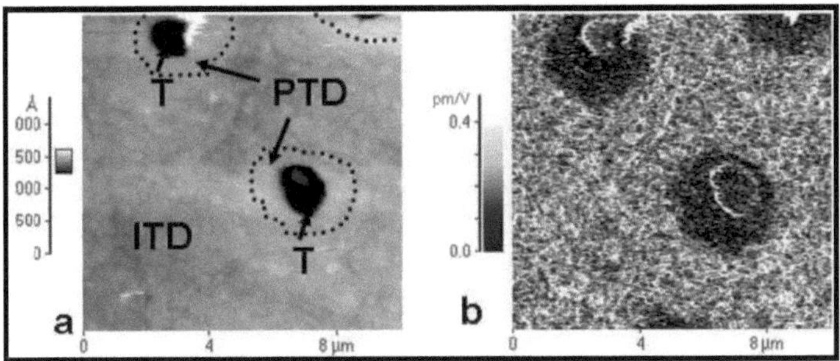

PTD – PERITUBULAR DENTINE
ITD – INTERTUBULAR DENTINE

Dentina esclerótica:

A dentina esclerótica descreve os túbulos dentinários que ficaram ocluídos com material calcificado. A quantidade de dentina esclerótica aumenta com a idade e é mais comum no terço apical da raiz e na coroa, a meio caminho entre a junção dentina-esmalte e a superfície da polpa.

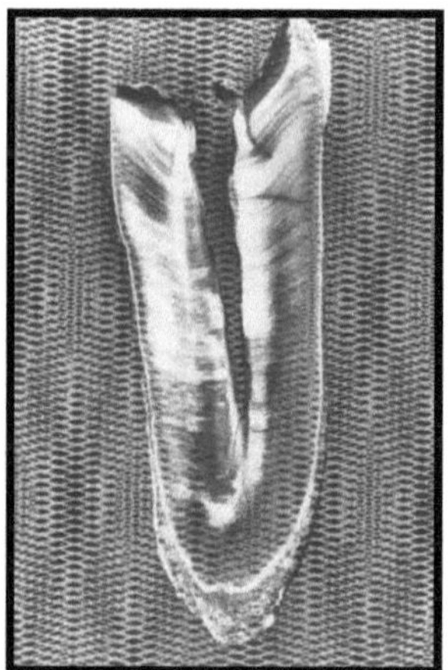

A esclerose reduz a permeabilidade da dentina; pode ajudar a prolongar a vitalidade da polpa.

> Secção de um dente antigo, com aproximadamente 100 mm de espessura. A secção foi colocada sobre um padrão, que pode ser visto através da dentina esclerótica translúcida apical, mas não através da dentina normal.

Dentina intertubular:

O corpo principal da dentina é composto por dentina intertubular. Está localizado entre os túbulos dentinários ou, mais especificamente, entre as zonas de dentina peritubular.

A dentina intertubular representa o produto secretor primário dos odontoblastos e consiste numa rede entrelaçada de fibrilhas de colagénio de tipo I, na qual se depositam cristais de apatite. As fibrilas estão dispostas aleatoriamente num plano aproximadamente perpendicular aos túbulos dentinários.

Dentina interglobular:

Dentina interglobular é o termo utilizado para descrever áreas de dentina não mineralizada e hipo mineralizada, onde as zonas globulares de mineralização não conseguiram fundir-se numa massa homogénea dentro da dentina madura. Estas áreas são especialmente prevalentes em pessoas com deficiência de vitamina D e que foram expostas a níveis elevados de flúor na altura da formação da dentina. A dentina interglobular é observada com maior frequência na dentina circumpulpar, logo abaixo da dentina do manto, onde o padrão de mineralização é maioritariamente globular.

A - Secção do solo.

B - Secção desmineralizada corada com hematoxilina-eosina.

C - Secção desmineralizada corada com nitrato de prata.

As bordas esféricas das áreas interglobulares indicam o fracasso da fusão calcospherite. Em

B, a coloração da matriz não mineralizada é mais clara e em **C** é mais escura. Os túbulos dentinários passam através da dentina interglobular, mas não existe dentina peritubular nestas áreas. A coloração com nitrato de prata revela numerosos túbulos menores nos quais correm os ramos do processo odontoblástico.(100)

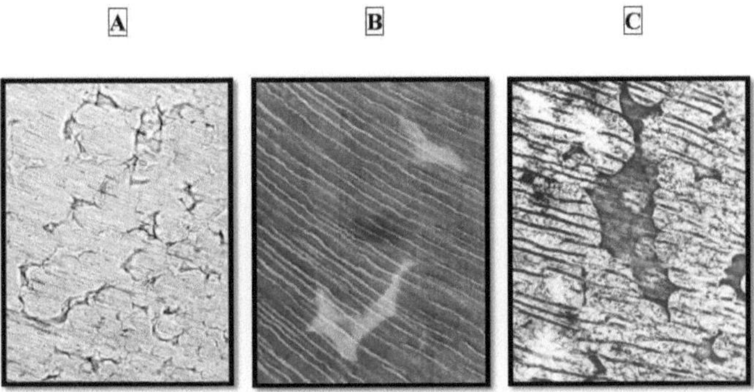

Dentina intratubular:

A zona hiper mineralizada de dentina que reveste a superfície interna dos túbulos dentinários é denominada "dentina intratubular". Ela é formada aproximadamente ao mesmo tempo que a dentina intertubular. Tem 44µm de largura perto da extremidade pulpar e 75µm de largura perto do DEJ. Eventualmente, os túbulos tornam-se ocluídos.

A oclusão total pode envolver um acréscimo gradual de dentina peritubular, precipitação de outros materiais no núcleo dos túbulos e nos túbulos expostos por atrito. Alguns componentes podem ser derivados da saliva.

Linhas incrementais:

A matriz orgânica da dentina é depositada de forma incremental a uma taxa diária de aproximadamente 4µm. As linhas incrementais de Von Ebner aparecem como linhas finas que, em secção transversal, são vistas em ângulo reto com os túbulos dentinários. Marcam a síntese e o padrão de deposição de dentina e reflectem igualmente a variação na estrutura e a mineralização que ocorrem durante a formação da dentina.

Outro tipo de padrão incremental encontrado na dentina são as linhas de contorno de Owen. Estas resultam de uma coincidência de curvaturas secundárias entre túbulos dentinários vizinhos.

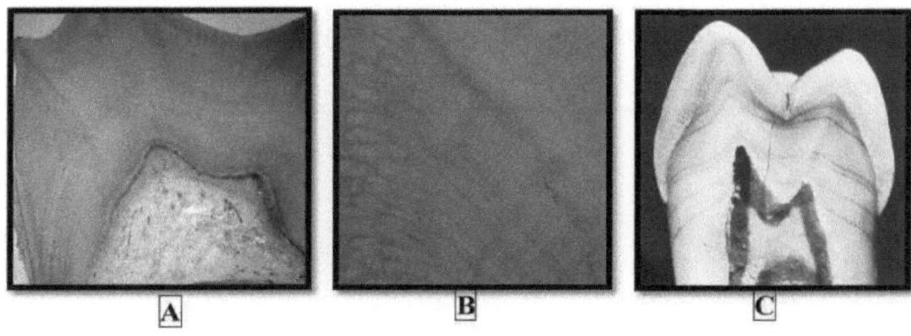

A - Secção histológica mostrando a deposição incremental fina das linhas de Ebner na dentina.

B - Uma ampliação maior da área em caixa em **A**.

C - Secção de dente de uma pessoa que recebeu tetraciclina de forma intermitente. O fármaco foi incorporado em sucessivas frentes de formação de dentina, imitando padrões de linhas incrementais

Camada granular de Tomé:

A camada granular que se encontra junto à dentina, adjacente à junção cemento-dentinária, vista em secções trituradas dos dentes, é chamada de camada granular de Tome. Essa camada é encontrada apenas na raiz e não segue o padrão incremental. Várias teorias têm sido propostas em relação à sua origem. Uma área hipo mineralizada formou-se devido à interferência na mineralização de toda a superfície da dentina radicular antes do início da formação do cemento. A camada granular de Tome é considerada a contraparte radicular da dentina interglobular coronal. Fenómeno ótico produzido devido ao looping terminal dos túbulos dentinários.

Secção em terra da raiz de um dente. A camada granular de Tomes é visível logo abaixo do cemento.

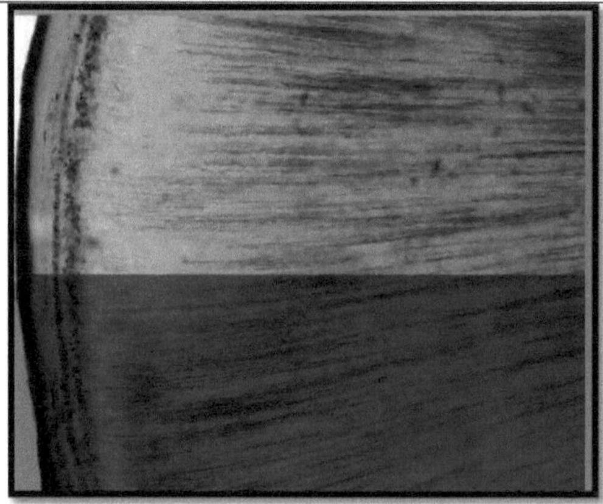

PULP :

- A polpa dentária é o tecido conjuntivo mole que suporta a dentina.

- Quando é examinado histologicamente, podem distinguir-se quatro zonas distintas.

❖ Zona odontoblástica na periferia da polpa

❖ Zona livre de células de Weil por baixo dos odontoblastos

❖ Zona rica em células

❖ Núcleo de pasta

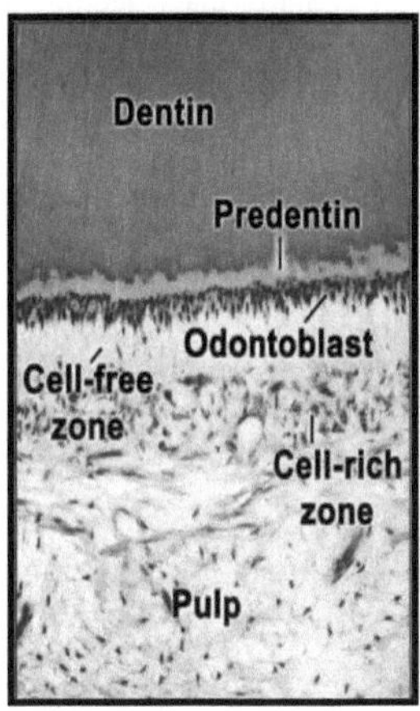

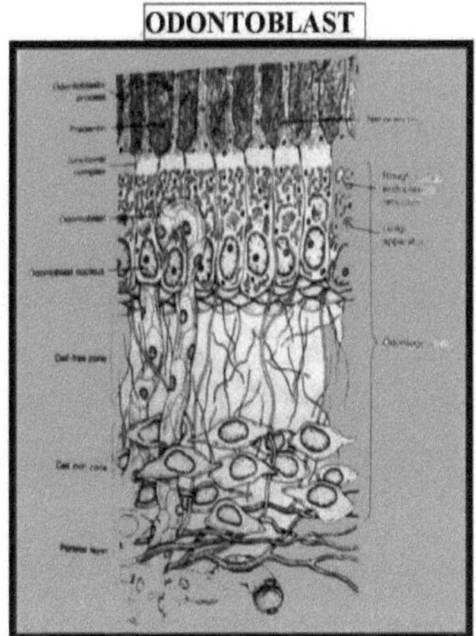

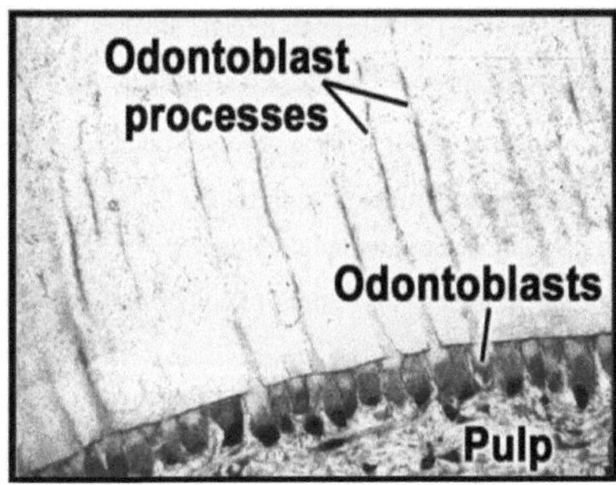

As principais células da polpa são os odontoblastos, fibroblastos, células ectomesenquimais indiferenciadas, macrófagos e outras células imunocompetentes.

<u>**Odontoblastos:**</u>

As células mais distintas da polpa dentária e, portanto, mais facilmente reconhecidas são os odontoblastos. Eles formam uma camada que reveste a periferia da polpa dentária e têm um processo que se estende até a dentina. Eles parecem estar dispostos em um padrão de paliçada. O número de odontoblastos corresponde ao número de túbulos dentinários. O número de odontoblastos foi estimado na faixa de 59.000 a 76.000 por milímetro quadrado na dentina coronal, com um número menor na dentina radicular.

Os odontoblastos na coroa também são maiores do que os odontoblastos na raiz. Na coroa de um dente totalmente desenvolvido, os corpos celulares dos odontoblastos são colunares e medem aproximadamente 50μm de altura. Já na porção média da polpa, eles são mais cuboidais e, na parte apical, são mais achatados.

Os processos odontoblásticos iniciam-se no colo das células e começam a estreitar-se gradualmente à medida que passam através da pré-dentina para a dentina mineralizada. Estes processos ocupam os túbulos na sua totalidade apenas durante as fases iniciais do desenvolvimento. No tecido adulto, a extensão do processo odontoblástico provavelmente varia consideravelmente.

A variação na extensão e no destino do seu processo pode ser explicada como :

a. Permanece ao longo de todo o comprimento do túbulo durante a formação da dentina intratubular e peritubular.

b. O processo de odontoblastos atinge um comprimento finito pré-determinado e reage corporalmente.

c. O processo odontoblástico encurta a sua extremidade distal, incorporando-se na matriz da dentina peritubular.

d. A maioria dos túbulos dentinários do tecido adulto não contém processos odontoblásticos na periferia (isto é, em direção à DEJ).

<u>**Importância dos odontoblastos:**</u>

Não são células nervosas por origem ou função, mas os seus corpos celulares e processos estão em estreito contacto com os terminais nervosos (receptores para a transmissão da dor). Assim, quando lesionados ou deformados, produzem estímulos que são percebidos pelas terminações nervosas livres em contacto com qualquer parte do odontoblasto. Um desses estímulos pode ser a libertação de substâncias neurotransmissoras pelo odontoblasto, que altera a permeabilidade da terminação nervosa livre, produzindo um potencial de ação[98] .

Outro estímulo também pode ser na forma de uma deformação mecânica do odontoblasto (corpo celular ou processo) que atua como um transdutor de energia elétrica. Assim, os odontoblastos e os terminais nervosos A◻ funcionam em conjunto como unidades sensoriais interdentais, segundo Trowbridge, e podem ser considerados uma cápsula sensorial periférica, pois envolvem ou encapsulam completamente o núcleo pulpar central.

Para além do papel sensorial, o odontoblasto inicia as seguintes respostas de defesa do complexo dentinário pulpar - esclerose tubular e irritação (reparadora) da dentina.

Aspiração:

O calor seco por fricção provocado pela broca durante a preparação da cavidade, a pressão da cinzelagem, a raspagem da superfície, para além do fluxo para o exterior produzido por estes agentes, os odontoblastos, os terminais nervosos podem também ser esticados ou aspirados para o interior dos túbulos, provocando uma resposta dolorosa.

Líquido dentinário:

Quando o túbulo é ocupado pelo processo odontoblástico, o espaço do periodontoblasto é presumivelmente preenchido com fluido tecidual chamado fluido dentinário. Embora se tenha assumido que o espaço é preenchido com fluido, tem sido difícil de provar. A demonstração do fluido é conseguida através da preparação da cavidade, que envolve danos nos tecidos e demonstração de exsudados contendo proteínas plasmáticas e fibrinogénio. Os outros conteúdos do túbulo incluem colagénio tipo I, V, fibrilhas nervosas, proteoglicanos, tenascina, proteínas séricas, albumina ◻2 HS e transferrina[100] . Num estudo recente, utilizando as técnicas de microscopia de sonda de varrimento, foi demonstrado o aspeto físico desta matriz complexa e foi demonstrado que existe sob a forma de um hidrogel com uma rede relativamente densa com pouca condutividade hidráulica.

Considerações sobre a dentina:

Existem dois mecanismos responsáveis pela permeação através da dentina:

1.   Difusão

2.   Convecção

Difusão:

É um processo pelo qual as substâncias são transportadas de uma área de alta concentração para uma área de baixa concentração. Na difusão pura não há movimento de fluido a granel, mas apenas translocação molecular. A força motriz é um gradiente de concentração ou energia potencial química.

Convecção:

No transporte por convecção ou filtração, o movimento do fluido a granel ocorre de uma área de elevada pressão hidrostática para uma área de pressão hidrodinâmica. É o movimento do fluido que é responsável pela transdução de uma variedade de estímulos físicos em atividade eléctrica. Este tipo de movimento de fluido pode ser quantificado através da medição da condutância hidráulica da dentina.

Condutância hidráulica:

É o caso em que o movimento do fluido ocorre através de uma membrana num gradiente hidráulico. Os factores que regulam a condutância hidráulica são :

❖ Comprimento do túbulo

❖ Número de túbulos por unidade de superfície

❖ Pressão aplicada

❖ A viscosidade do fluido

❖ O raio do túbulo elevado à quarta potência

<u>Estes são expressos na equação de Poiseuille-Hagen</u>:

$$Q \quad = \quad \frac{Pr4N}{8L}$$

Onde,

Q   =   Fluid flow

P   =   Applied pressure (hydrostatic or osmotic)

R4   =   Radius of the tubule (that is ⊓ smear layers)

N   =   Tubule density (depth dependent)

⌐   =   Viscosity of fluid

L   =   Length of tubule (Remaining dentin thickness)

Se a dentina fosse atubular, a condutância hidráulica seria zero e a dentina não permitiria deslocamentos de fluidos e, portanto, seria insensível. Por exemplo, quando o raio é reduzido em ½, o Q diminui em (½)4 = 1/16 do valor original. O mesmo acontece quando se efectua um aumento, duas vezes o tamanho = (2)4 = 16 vezes. A oclusão do túbulo pela smear layer ganha importância aqui e a sua capacidade de reduzir o raio do túbulo explica a redução da hipersensibilidade na sua presença. É também por isso que a sensibilidade da dentina de diferentes áreas é diferente. A condutância hidráulica da dentina é mais alta sobre os cornos pulpares, alta na parede axial e relativamente baixa na superfície da raiz.

A dentina exposta, livre da camada de smear layer, deve ter uma elevada condutância hidráulica. Se esses túbulos estiverem abertos até a polpa, o fluido pulpar deve fluir lentamente pelo gradiente de pressão hidrostática até essa superfície. No entanto, o que é importante na ativação dos mecanorreceptores não é o valor absoluto do estímulo, mas sim a taxa de variação. A pressão aplicada de forma constante não causa tanta dor como quando a pressão é aplicada ou libertada subitamente. Alquist e os seus colegas utilizaram a filtração de fluido em doentes não anestesiados para ativar as fibras da dor porque o movimento do fluido parece ser o caminho final comum de todos os estímulos dolorosos.

Inervação do complexo dentina-polpa:

A polpa dentária é ricamente inervada. Os nervos entram na polpa através do forame apical, juntamente com os diferentes vasos sanguíneos, e juntos formam o feixe neurovascular. Na câmara pulpar, os nervos geralmente seguem o mesmo curso que os vasos aferentes, começando como grandes feixes nervosos que se periféricos à medida que se estendem através do núcleo pulpar.

Estima-se que cada fibra nervosa forneça pelo menos 8 ramos terminais, que em última análise contribuem para um extenso plexo de nervos na zona livre de células logo abaixo dos corpos celulares dos odontoblastos na porção da coroa do dente. Esse plexo de nervos é chamado de Plexo Subodontoblástico de Raschkow. Na raiz não existe um plexo correspondente. Em vez disso, os ramos são emitidos a partir dos troncos em intervalos que se arborizam posteriormente, com cada ramo a fornecer o seu próprio território.

Os nervos que entram na polpa do dente são constituídos principalmente por :

1. Aferências sensoriais do nervo trigémeo,

2. Ramos simpáticos do gânglio cervical superior. Cada feixe contém axónios
    mielinizados e não mielinizados. Os axónios mielinizados são classificados de
    acordo com o seu diâmetro e velocidades de condução. A maioria são fibras
    A□ que são de condução rápida e têm um diâmetro de 1 a 6µm. As fibras A□
    têm diâmetro na faixa de 6 a 12µm. As fibras mielinizadas são designadas
    como fibras C e têm diâmetro menor na faixa de 0,4 a 1,2µm.

As fibras A□ estão associadas a uma dor aguda e localizada quando a dentina
é exposta pela primeira vez. Por outro lado, as fibras C estão associadas a uma
dor baça e mais difusa. Durante muitos anos pensou-se que a estimulação do
complexo dentina-polpa iniciava apenas uma resposta apreciada como dor.
Atualmente, existem provas de que as aferências pulpares também podem
distinguir entre estímulos tácteis mecânicos e térmicos.

Investigações estruturais finas mostraram um aumento das descontinuidades no
perineuro de revestimento à medida que os nervos ascendem coronalmente.
Além disso, à medida que os feixes nervosos ascendem coronalmente, os
axónios mielinizados perdem gradualmente o seu revestimento de mielina.
Assim, há um aumento proporcional no número de axónios não mielinizados
nos aspectos mais coronais do dente.

No entanto, a maioria dos feixes nervosos termina no plexo subodontoblástico
como terminações nervosas livres não mielinizadas. Um pequeno número de
axónios passa entre os corpos celulares dos odontoblastos para entrar nos
túbulos dentinários em estreita proximidade com o processo odontoblástico.
Não foi observada nenhuma relação organizada ou sináptica entre os axónios e
o processo odontoblástico.

<u>Nervos intratubulares:</u>

Os túbulos dentinários contêm numerosas terminações nervosas na pré-dentina e na
dentina interna, a uma distância não superior a 100 a 150µm da polpa. A maioria
dessas pequenas terminações vesiculadas está localizada em túbulos na zona

coronal, especificamente nos cornos pulpares. Os nervos e seus terminais estão em estreita associação com o processo odontoblasto dentro do túbulo.

Os nervos intratubulares contêm carateristicamente neurofilamentos, neurotúbulos, numerosas mitocôndrias e pequenas estruturas vesiculares. Essas caraterísticas os distinguem dos processos odontoblásticos, que, embora contenham microfilamentos, microtúbulos, não contêm mitocôndrias e vesículas acumuladas. Os nervos somatossensoriais aferentes primários da dentina e da polpa projetam-se para o complexo nuclear trigeminal descendente (subnúcleo candial). <u>Função dos nervos intradentais:</u>

Como já foi referido, a polpa dentária é enorme e ricamente inervada. Os receptores sensoriais respondem a estímulos químicos, térmicos e mecânicos, sendo por isso denominados "polimodais".

As fibras A□ são responsáveis pela dor dentinária e as fibras C são nociceptores (receptores preferencialmente sensíveis a estímulos nocivos) responsáveis pela dor de irritantes externos que atingem a polpa. As fibras "A" intra-dentinárias respondem à secagem da dentina. Respondem também à sondagem e à secagem ao ar da dentina e a soluções hiperosmóticas aplicadas à superfície dentinária exposta, bem como à irritação mecânica direta da polpa. São também sensíveis ao aquecimento rápido do dente. Mas o aquecimento lento do dente até 50 a 60°C não conseguiu ativar as fibras A. Apenas com um aquecimento intenso o fluxo de fluido dentinário é suficientemente forte para induzir a ativação das fibras A intradentárias.

Um efeito comum dos estímulos que activam as fibras "A" é que podem induzir o fluxo de fluido nos túbulos dentinários. Isto faz com que a resposta das fibras intradentárias a vários tipos de estímulos dentários seja importante no mecanismo de ativação do nervo e na perceção da sensibilidade da dentina.

As fibras C da polpa respondem a vários estímulos diferentes quando atingem a polpa propriamente dita. Na estimulação térmica, a temperatura limiar média é de 43,8 ± 3,1°C no aquecimento rápido após a iniciação das fibras A□, com poucos segundos de atraso no início do disparo das fibras C.

Assim, é induzida uma dor aguda em poucos segundos e, se o estímulo for continuado, é evocada uma sensação de dor surda e irradiada. As fibras "C" intra-dentárias também respondem à irritação mecânica direta do tecido pulpar e a substâncias químicas como a bradicinina e as histaminas.

As fibras não mielinizadas são mais resistentes aos efeitos da pressão e da hipóxia do que as fibras mielinizadas. Tanto a elevação da pressão quanto a hipóxia podem bloquear a função das fibras A□. Por outro lado, podem provocar inflamação. Mediadores inflamatórios como a bradicinina e a histamina são libertados e são capazes de ativar as fibras "C" intra-dentárias. Estas alterações ambientais com as alterações na função dos nervos podem explicar porque é que a dor relacionada com a pulpite é de ação lenta e mal localizada.

Outros factores que afectam as funções nervosas:

A sensibilidade das unidades nervosas varia consoante o estado da superfície da dentina, com túbulos dentinários abertos ou bloqueados. O condicionamento ácido da superfície da dentina remove a camada de smear layer e abre os túbulos dentinários e a sensibilidade das fibras nervosas à estimulação dentinária aumenta em maior grau. Estes dois processos afectam grandemente a condutância hidráulica da dentina e, consequentemente, o fluxo de fluidos nos túbulos dentinários.

Para além da condução da dentina, as alterações inflamatórias na polpa podem afetar a sensibilidade da dentina. Certos mediadores inflamatórios, como a prostaglandina, a histamina, a 5HT e os neuropeptídeos, podem afetar a sensibilidade das terminações nervosas. Podem alterar o limiar das terminações nervosas à irritação externa. Histologicamente, a inflamação demonstrável é frequentemente encontrada no bordo da dentina pulpar sob a dentina exposta.

A HIPERSENSIBILIDADE COMO UMA VERDADEIRA SÍNDROME DE DOR

A dor é um dos sintomas mais frequentemente sentidos em medicina dentária. É frequentemente considerada como um mecanismo de proteção. Uma vez que se manifesta normalmente quando ocorre uma alteração ambiental que provoca lesões no tecido reativo.

Definição e visão geral:

Ocorreram avanços importantes no estudo da dor depois de o Comité de Taxonomia da Associação Internacional para o Estudo da Dor ter definido a dor como "uma experiência sensorial e emocional desagradável associada a danos reais ou potenciais nos tecidos ou descrita em termos desses danos".

Afirmam ainda que "a dor é subjectiva. Cada indivíduo aprende a aplicação da palavra através de experiências relacionadas com lesões no início da vida" (Merskey 1991). É uma experiência emocional desagradável, geralmente iniciada por um estímulo nocivo e transmitida através de uma rede especializada para o sistema nervoso central, onde é interpretada como tal.

A dor já não é conceptualizada no sentido limitado de uma resposta sensorial a um estímulo nocivo, mas é agora considerada pelos investigadores como uma experiência multifatorial que pode ser modificada por uma variedade de influências cognitivas, emocionais e motivacionais'.

O primeiro aspeto, a perceção da dor, é o processo fisio-anatómico através do qual é gerado um impulso, na sequência da aplicação de um estímulo adequado, que é transmitido ao sistema nervoso central.

O segundo aspeto é a dor, a reação à dor é um processo psicofisiológico que representa a manifestação aberta do indivíduo ao processo perpétuo desagradável que acabou de ocorrer. Este aspeto da dor engloba factores neuroanatómicos e psicológicos extremamente complexos que envolvem o córtex, o sistema límbico, o hipotálamo e o tálamo. Estes factores complexos determinam a forma como o indivíduo vai reagir à experiência desagradável e são análogos aos eventos desencadeados e que ocorrem no sistema de ação descrito na teoria do controlo de portas. A aceitação generalizada de uma definição de dor centrada na perceção da dor conduziu, direta ou indiretamente, a muitos avanços recentes. As classificações importantes das síndromes de dor, o enquadramento das categorias de diagnóstico e a consequente procura de tratamentos eficazes beneficiaram da definição da dor como uma experiência subjectiva.

Os avanços seminais nos mecanismos da dor crónica, na modulação da dor, na sua fenomenologia, nas influências contextuais e nas novas abordagens terapêuticas não teriam ocorrido se a definição de dor fosse limitada pela ocorrência de um estímulo próximo (Von Korff et al. 1992[102] ; Merskey e Bogduk 1994[103]).

A investigação dos elementos neurais e dos processos fisiológicos amplamente variáveis envolvidos na integração, processamento e modulação da informação nociceptiva recebida a diferentes níveis do SNC e entre diferentes períodos de tempo também pode ser relacionada com a presente definição. (Anand e Carr 1989;(104) Abram 1993).(105)

Os eventos comportamentais estão associados à ativação de neurónios espinais e supra-espinais (Yi e Barr 1995;(106) Anand e Plotsky, dados não publicados) em áreas e padrões classicamente associados ao processamento de estímulos dolorosos.

<u>Caminhos da dor:</u>

(Via aferente - via eferente)

<u>Componentes básicos</u>

<u>Dois tipos de células nervosas associadas à polpa dentária:</u>

1. O neurónio aferente (sensorial) é chamado de neurónio pseudo unipolar com dois processos. O processo periférico (dendrito) tem origem na polpa dentária e os seus terminais são os receptores na periferia da polpa. O corpo celular está localizado no gânglio semilunar do quinto nervo craniano. O segundo processo (axónio) prossegue para o SNC, onde termina (sinapses) numa ilha de matéria cinzenta (núcleo) chamada núcleo espinal do quinto nervo craniano. Um neurónio de segunda ordem decussa (fecha-se para o outro lado) e transporta o impulso para o neurónio que termina no giro pós-central do córtex cerebral.

2. O sistema eferente de células nervosas do SNC para a polpa dentária é constituído por neurónios multipolares. Têm muitos dendritos e um axónio. Os seus corpos celulares estão localizados no corno lateral da substância

cinzenta da medula espinal, nos níveis torácicos superiores e no gânglio cervical superior. O impulso nervoso depende de uma alteração na permeabilidade da membrana neuronal e da bomba de sódio - potássio. Quando a fibra nervosa está em repouso (potencial de repouso), os iões Na+ carregados positivamente estão mais concentrados no fluido do tecido extracelular do que no citoplasma do próprio nervo e os iões de potássio estão mais concentrados no citoplasma. Devido a esta concentração desigual de iões, a membrana da fibra nervosa está polarizada, ou seja, o interior da membrana é negativo em relação ao exterior. A despolarização da membrana é necessária para a propagação do impulso nervoso ao longo do axónio.

<u>Sequência de eventos</u>:

1. A estimulação aumenta a permeabilidade da membrana do axónio ao Na+ permitindo o seu movimento para o axónio, como resultado ocorre uma despolarização momentânea no ponto de estimulação. O ponto despolarizado da membrana tornou-se positivo e actua como um estímulo para o segmento seguinte da membrana.

2. À medida que o impulso se afasta, a membrana é recarregada pela migração de K+ para o exterior. Subsequentemente, a bomba de sódio transporta Na+ para o fluido extracelular, enquanto a bomba de potássio devolve o K+ ao fluido intracelular.

3. O potencial de repouso é agora restaurado localmente porque a membrana é novamente positiva no exterior e negativa no interior da membrana do axónio.

Assim, o ciclo repete-se ao longo do comprimento do nervo como uma onda de despolarização que se auto-propaga. Quando o impulso elétrico chega ao terminal sináptico, as moléculas de neurotransmissores são libertadas de pequenos vasos sinápticos no terminal onde foram armazenadas. As moléculas transmissoras acetilcolina, norepinefrina difundem-se através de uma fenda sináptica estreita para gerar um impulso elétrico nos receptores dos dendritos dos corpos celulares de outro neurónio. Uma sinapse inibitória altera a permeabilidade da membrana, permitindo o fluxo de K+ para o exterior, mas não o fluxo de Na+ para o interior. Com efeito, o interior da membrana é mais negativo do que durante o estado de repouso, inibindo assim o início do potencial de ação.

O recetor é um transdutor, que converte uma forma de energia (calor, mecânica, química) em energia eléctrica. No recetor, existe uma quantidade muito menor de atividade eléctrica. O potencial gerado tem de acumular atividade eléctrica suficiente até atingir o limiar das fibras nervosas. Então, de repente, um potencial de ação é desencadeado no terminal do neurónio (fenómeno Tudo ou Nada).

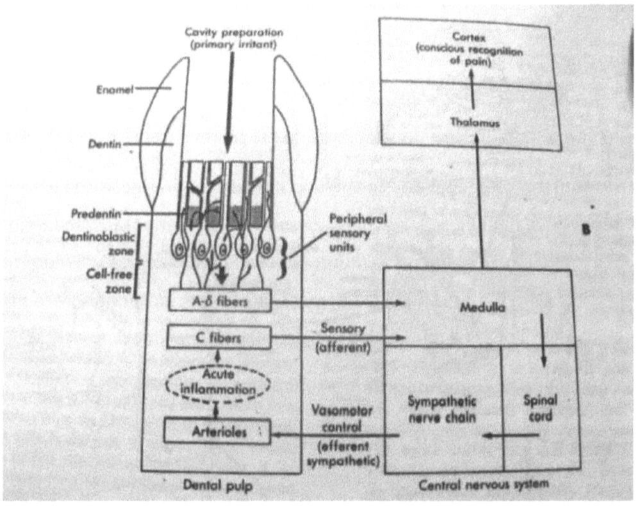

> **Via aferente - eferente para impulsos sensoriais e vasomotores como resultado de estimulação dentinária severa**

<u>Teoria da especificidade:</u>

Von Frey afirma que diferentes fibras sensoriais medeiam diferentes modalidades sensoriais, como a dor, o calor, o frio, o tato e a pressão. Os receptores da dor são específicos e são, na sua maioria, terminações nervosas livres não mielinizadas. Quando estimuladas, estas fibras transmitem impulsos ao longo de vias específicas.

<u>Teoria dos padrões:</u>

Propõe que a dor é gerada por receptores não específicos. Assume que as terminações das fibras nervosas são iguais e que o padrão para a dor é produzido por uma estimulação mais intensa do que para outras sensações. A soma dos impulsos de dor produz um padrão que o cérebro recebe e reconhece.

<u>Teoria de controlo de portas:</u>

Proposta por Meljack e Wall

De acordo com esta teoria, há dois factores que regulam a transmissão da dor

1. Mecanismo de bloqueio localizado numa zona específica de matéria cinzenta da medula espinal chamada substantia gelatinosa. Este mecanismo de bloqueio recebe impulsos dolorosos (sensoriais ou aferentes) dos nervos periféricos e permite a sua passagem para o cérebro abrindo o portão ou impede a sua passagem fechando o portão que depende de :

a) Velocidade do impulso (quanto maior a fibra, maior a velocidade).

b) Interação entre estímulos nocivos (nociceptivos) de dor transmitidos ao longo de fibras de pequeno diâmetro.

c) Estímulos de tato, pressão (mecano-receptores) que são transmitidos ao longo das fibras de maior diâmetro.

2. O controlo central descendente do mecanismo cerebral intrínseco modula o mecanismo de gating. Este controlo resulta de estímulos emocionais, motivacionais, psíquicos, periféricos e visuais, bem como de experiências pós-aprendidas.

O principal sintoma da hipersensibilidade dentinária é a dor, caracterizada por um início rápido, agudo e de curta duração. Ocasionalmente, pode persistir durante um período de tempo variável como uma sensação de embotamento ou vaga no dente afetado após a remoção do estímulo.

Brannstrom e Astrom (1972)[1][3] acreditam que a dor provocada pelo calor demora mais tempo a desenvolver-se do que a dor provocada pelo frio, porque o calor provoca um movimento para dentro do fluido tubular, enquanto o movimento para fora provocado pelo frio se desenvolve mais rapidamente.

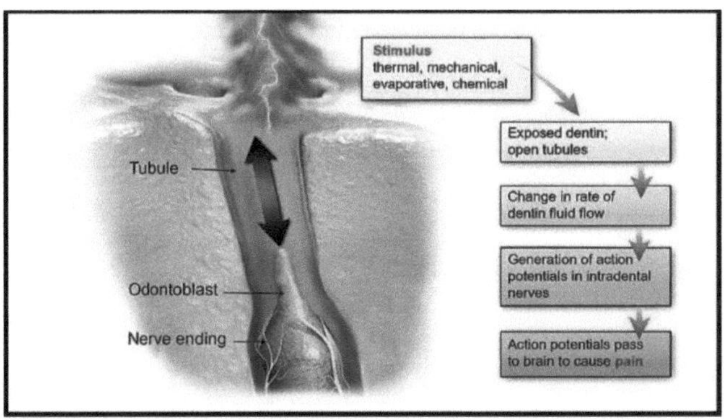

Embora, por vezes, a inflamação pulpar complique a sintomatologia, a hipersensibilidade dentária difere da dor que surge na polpa devido à inflamação. Os doentes conseguem localizar facilmente a fonte de desconforto ou dor quando um estímulo é aplicado a um dente hipersensível. De facto, toda a dentina recentemente exposta deve ser sensível; a dentina hipersensível não é diferente e responde aos mesmos estímulos. Mas se a dentina estiver exposta à superfície, pode não cicatrizar e, por isso, pode permanecer sensível durante anos, tornando-se um problema crónico. Por outro lado, a dor pulpar é duradoura, intermitente e latejante. Estímulos como o calor, o frio, a alteração osmótica e o ácido podem iniciar um episódio de dor pulpar que pode durar de alguns minutos a muitas horas e é normalmente difícil de localizar.

A sensibilidade da dentina é frequentemente aumentada quando existe uma inflamação aguda na polpa subjacente. Como a hipersensibilidade da dentina a longo prazo pode causar inflamação pulpar, os testes eléctricos podem ser úteis para determinar o estado da polpa de um dente sensível.

<u>Métodos de controlo da dor:</u>

> Remover a causa,

> Bloqueio do trajeto dos impulsos dolorosos,

> Aumentar o limiar da dor,

> Prevenir a reação à dor através da depressão cortical,

> Utilização de métodos psicossomáticos.

<u>Remover a causa:</u>

Este seria o método desejável de controlo da dor. Se isso pudesse ser feito, a mudança ambiental no tecido seria eliminada, consequentemente as terminações nervosas livres não seriam excitadas e nenhum impulso seria iniciado.

<u>Bloqueio do trajeto dos impulsos dolorosos:</u>

O método mais utilizado em medicina dentária para controlar a dor é o bloqueio da via dos impulsos dolorosos. Através deste método, é injetado um medicamento adequado com propriedades analgésicas locais nos tecidos próximos do nervo ou nervos envolvidos. A solução anestésica local impede a despolarização das fibras nervosas na área de absorção, impedindo assim que essas fibras conduzam quaisquer impulsos centralmente para além desse ponto.

<u>Aumentar o limiar da dor:</u>

Depende da ação farmacológica de medicamentos com propriedades analgésicas. Estes medicamentos aumentam o limiar da dor a nível central e, por conseguinte,

interferem na reação à dor. A perceção da dor não é afetada, mas a reação à dor é
diminuída e, por conseguinte, o limiar da dor é aumentado.

<u>Prevenir a reação à dor através da depressão cortical:</u>

A eliminação da dor por depressão cortical está dentro do âmbito da anestesia geral
e do agente anestésico geral.

<u>Utilização de métodos psicossomáticos:</u>

Este método afecta tanto a perceção como a reação à dor e depende, para a sua
eficácia, de colocar o doente no estado de espírito adequado.

MECANISMO DE SENSIBILIDADE DA DENTINA

Uma das caraterísticas mais invulgares do complexo dentina-polpa é a
sensibilidade. A razão pela qual este complexo deve ser tão sensível é difícil
de explicar, uma vez que esta caraterística não oferece nenhum benefício
evolutivo aparente. A sensação predominante apreciada por este complexo é
a dor. A convergência das aferências pulpares com outras aferências pulpares
e com aferências de outras estruturas orofaciais no sistema nervoso central
torna a dor pulpar difícil de localizar.

Entre os numerosos estímulos que podem evocar uma resposta dolorosa
quando aplicados à dentina, há muitos que estão relacionados com a prática
clínica, como o ar frio, a água, o contacto mecânico por uma sonda, a broca e
a desidratação com algodão ou corrente de ar. Outros estímulos, como a
bradicinina, que se sabe produzirem dor noutros tecidos, não produzem dor
na dentina.

Três mecanismos, todos envolvendo uma compreensão da estrutura da
dentina, podem explicar a sensibilidade da dentina99.

São eles:

1. Teoria neural

2. Teoria da transdução odontoblástica

3. Teoria hidrodinâmica

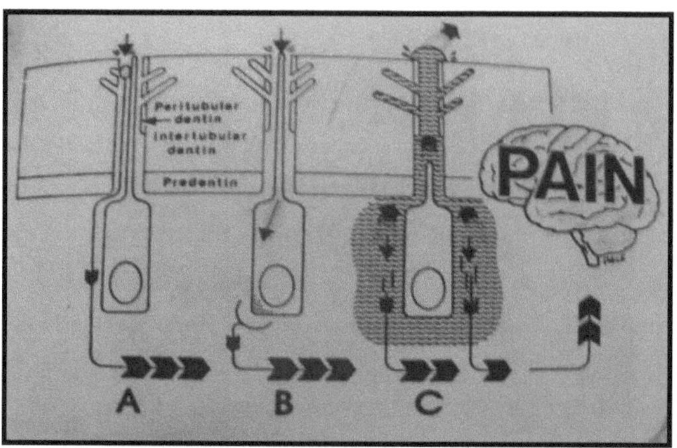

A. A dentina é diretamente inervada

B. O odontoblasto actua como um recetor

C. Os receptores encontram-se na polpa e são estimulados pelo movimento do fluido através dos túbulos dentinários.

<u>TEORIA NEURAL:</u>

A teoria neural da hipersensibilidade dentinária atribui a ativação a uma excitação inicial destas terminações nervosas dentro dos túbulos dentinários. Os sinais nervosos são então conduzidos ao longo das fibras nervosas aferentes na polpa para os ramos do nervo dentário e depois para o cérebro.

Não há dúvida de que a polpa é bem inervada, especialmente abaixo dos odontoblastos (Plexo de Raschkow), nem há qualquer dúvida de que alguns nervos penetram a uma distância mais curta em alguns túbulos nos dentes humanos. Não foram encontradas evidências de nervos na dentina externa, que é reputada como a mais sensível.

Estudos de desenvolvimento mostraram que o Plexo de Raschkow e os nervos intratubulares não se estabelecem até algum tempo depois de o dente ter sido erupcionado, mas os dentes recém-erupcionados são sensíveis. Além disso, a aplicação de anestésico local ou nitrato de prata e precipitante proteico na dentina exposta não elimina a sensibilidade da dentina e os agentes farmacológicos que causam dor quando aplicados na pele não o fazem quando aplicados na dentina.

As caraterísticas estruturais dos nervos intratubulares sugerem que estes nervos controlam, de alguma forma, a atividade dos odontoblastos em vez de monitorizarem uma mudança no ambiente. Atualmente, tudo o que se pode afirmar é que existem alguns nervos dentro dos túbulos dentinários na dentina interna, mas a sensibilidade da dentina não depende apenas, se é que depende de todo, da estimulação dessas terminações nervosas.

<u>TEORIA HIDRODINÂMICA:</u>

Mecanismo hidrodinâmico (força fluida que efectua o movimento). As terminações nervosas nuas (neuronais) nas zonas subodontoblástica e odontoblástica e nos túbulos da dentina interna são extremamente sensíveis a mudanças súbitas de pressão, movimento de fluido ou deformação mecânica se a estimulação exceder o seu limiar. É indiferente se a fonte de movimento ou pressão provém da polpa (intrapulpar) ou se é transmitida através dos túbulos dentinários (intratubular).

Brannstrom13 propôs que a dor dentinária se deve a um mecanismo hidrodinâmico. A dentina contém mais de 3.00.000 tubos capilares por milímetro quadrado e constitui cerca de 10% do volume da dentina. Esta percentagem é mais elevada perto da polpa do que na periferia. O fluido destes túbulos, que provém do fluido intercelular do tecido conjuntivo pulpar, é claro como a água e tem uma composição semelhante à do fluido sinovial ou cerebrospinal. O fluido tubular obedece às mesmas leis da física que os líquidos dos capilares de vidro. Qualquer deslocação, por mais ligeira que seja, provoca um fluxo de líquido intratubular. Um deslocamento rápido em milhares de túbulos ao mesmo tempo produz um movimento correspondente nos túbulos, bem como um movimento significativo no tecido pulpar contíguo. Este movimento, quer na ala pulpar quer para fora, exerce uma deformação mecânica direta sobre as fibras nervosas livres de A-δ de baixo limiar dentro dos túbulos e ou no tecido pulpar subjacente. O movimento do fluido pode também causar um movimento concomitante dos odontoblastos, que por sua vez podem deformar as fibras nervosas em contacto com o seu processo ou corpo celular. A membrana nervosa deformada aumenta a sua permeabilidade aos iões Na+. O movimento rápido do sódio para o interior despolariza a membrana da fibra A - δ e inicia-se um potencial de ação (impulso de dor).

Qualquer estímulo que extraia o fluido tubular da sua superfície externa provoca um fluxo para fora. O fluido perdido é imediatamente substituído pelo fluido do tecido pulpar que responde à força capilar dentro dos túbulos dentinários. O calor seco por fricção causado por uma broca durante a preparação da cavidade desidrata a dentina (evaporação). Até certo ponto, a tensão de fricção também pode pressionar mecanicamente o fluido para fora dos túbulos. As pressões de cinzelamento ou raspagem da superfície podem ter o mesmo efeito. Para além do fluxo para o exterior produzido por estes agentes, os odontoblastos e os terminais nervosos podem também ser esticados ou aspirados para o interior dos túbulos, provocando uma resposta dolorosa. Este fenómeno ocorre com muito menos frequência durante a preparação da cavidade quando o campo é mantido húmido com água pulverizada. Um jato de ar produz os mesmos resultados. No entanto, Brannstrom descobriu que se o ar comprimido for aplicado na dentina durante um período de tempo suficientemente longo, esta torna-se insensível durante pelo menos 20 minutos devido ao bloqueio do fluxo de fluido pela acumulação de proteínas. Outros estímulos que desidratam, causando movimento para fora, são os materiais absorventes e as pastas higroscópicas.

As barras de chocolate e outros doces provocam frequentemente dores num dente com uma restauração defeituosa. O açúcar e as soluções hipertónicas criam um gradiente osmótico, provocando o movimento de fluido das áreas tubulares mais profundas de menor concentração. O aumento inicial do fluido dos túbulos dentinários resulta no disparo das fibras A - δ de baixo limiar e na consequente dor aguda. Se existir uma inflamação concomitante no tecido pulpar subjacente, pode seguir-se uma dor persistente e baça como consequência da ativação da fibra C de limiar mais elevado. A lacuna numa margem defeituosa ou numa obturação solta contém infiltração salivar entre a obturação e o dente. A percussão ou a mastigação de alimentos duros pode causar dor se o material de obturação solto exercer uma ação de êmbolo contra os orifícios dos túbulos, conduzindo o fluido tubular para a ala pulpar.

A dor associada à estimulação térmica pode dever-se ao movimento do fluido no interior do túbulo, uma vez que os fluidos têm um coeficiente de expansão cerca de 10 vezes superior ao da parede do túbulo. O frio provoca uma contração do líquido e o seu fluxo para o exterior, quer o túbulo esteja aberto ou fechado na sua superfície exterior.

O calor, por outro lado, causa a expansão do fluido e o movimento em direção à polpa se o túbulo estiver fechado na superfície externa (isto é, coberto por esmalte ou cemento). Um aumento de temperatura de 200 F° no terço exterior do túbulo resultará numa expansão do conteúdo do túbulo e numa deslocação imediata de cerca de 5μm. Se o túbulo estiver aberto na superfície externa, a expansão causada pelo calor fará com que o fluido se afaste da polpa e transborde da sua abertura. O calor seco também causa movimento e evaporação, resultando na aspiração dos odontoblastos.

A resposta dolorosa ao frio é mais rápida do que ao calor, porque há um movimento rápido para fora do conteúdo dos túbulos, enquanto que com o calor é necessário afetar um volume maior de dentina antes de se produzir uma deslocação suficientemente pronunciada do conteúdo dos túbulos. O calor numa polpa normal (intacta, não inflamada) não provoca dor com muita frequência, mas quando o faz, é uma sensação mais fraca e de maior duração devido ao efeito vasodilatador (ver também a hipótese de Van Hassel). Este fenómeno deve-se provavelmente à ativação das fibras C localizadas mais profundamente no tecido pulpar(99).

Johnson et al. mediram in vitro o fluxo médio de fluido na dentina fracturada (túbulos abertos) através de uma pressão pulpar hidrostática de 30 mm Hg. Verificaram que um túbulo patente pode ser esvaziado cerca de 10 vezes por dia. O exame histológico de 12 dentes extraídos sugeriu que ocorreu uma redução da camada odontoblástica devido à aspiração das células para os túbulos dentinários sob dentina exposta, cáries ou obturações com fugas. Concluíram que este fenómeno provocava um gradiente de pressão fisiológica que causava um fluxo para fora dos túbulos.

O fluxo de fluido para o exterior pode ser minimizado por precipitados de pastas dentífricas dessensibilizantes que bloqueiam os túbulos dentinários à superfície. Tais agentes utilizados são nitrato de potássio a 5% (Denquel), cloreto de estrôncio a 10% (Sensodyne, Thermodent), citrato de sódio dibásico (Protect), nitrato de potássio mais monofluorofosfato de sódio (Sensodyne F). Pashley et al44 demonstraram que uma solução de oxalato de potássio a 30% aplicada nos túbulos abertos resulta na formação de cristais de oxalato de cálcio. Estes cristais bloqueiam as aberturas dos túbulos e reduzem a condução hidráulica da dentina em cerca de 98%.

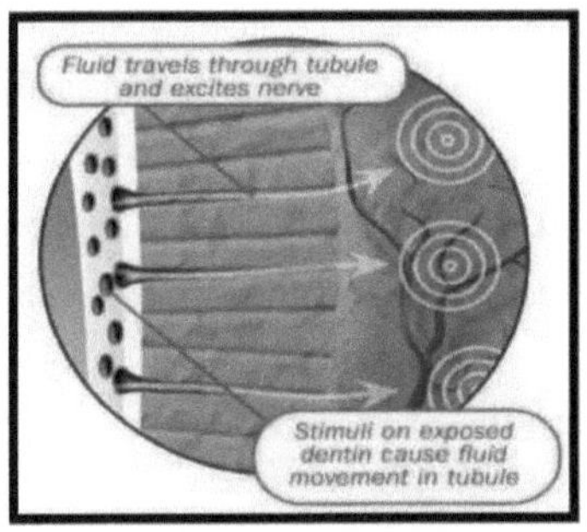

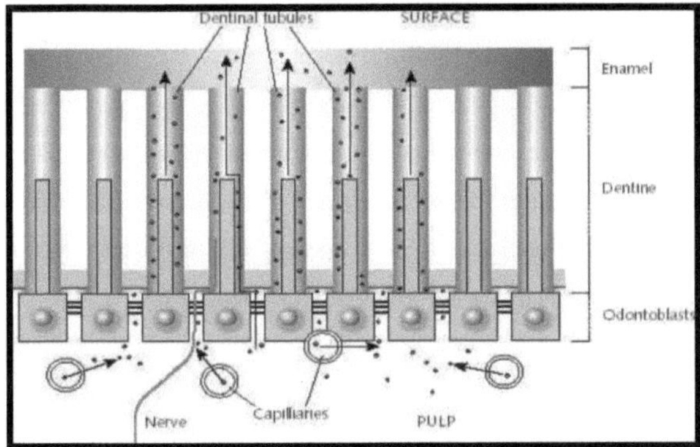

Diagrama representando a secção transversal de um dente com dentina exposta. A câmara pulpar é ricamente suprida por fibras nervosas e vasos sanguíneos. A exposição da dentina permite que o conteúdo líquido dos túbulos dentinários se mova, excitando assim as terminações nervosas sensoriais nas suas bases, o que acaba por dar origem à dor (Duncanbanks).

TEORIA DA TRANSDUÇÃO DE ODONTOBLASTOS:

Os odontoblastos podem ser lesados por qualquer estimulante aplicado à dentina: térmico, mecânico, químico ou osmótico. O odontoblasto e o seu processo podem funcionar como um transdutor quando a estimulação da membrana é transformada numa mensagem química ou eléctrica. Os odontoblastos não actuam como receptores de estímulos; no entanto, quando deformados ou lesionados, podem produzir estímulos que são recebidos pelas terminações nervosas livres no interior dos túbulos ou em contacto com qualquer parte do odontoblasto. O estímulo produzido pelos odontoblastos pode ser devido a substâncias químicas libertadas pelas células lesadas, a alterações do seu potencial elétrico de superfície ou ao movimento associado à sua deformação.

1. Quimioactivação:

O odontoblasto lesionado pode libertar polipéptidos, chamados substâncias neurotransmissoras, que fazem com que as fibras nervosas nuas que se aproximam disparem um impulso. Aparentemente, estas substâncias químicas combinam-se com fibras de dor não mielinizadas na área envolvida, alterando a sua permeabilidade e fazendo com que o nervo dispare impulsos (potenciais de ação). A presença de "fossas revestidas" nos processos odontoblásticos em áreas que se aproximam das fibras nervosas sugere um processo de transmissão de estímulos através da transferência de substâncias.

2. Electro-ativação:

Uma lesão no processo odontoblástico altera as cargas eléctricas da superfície da membrana plasmática no ponto da lesão. Estas alterações percorrem a membrana plasmática e estimulam os receptores da dor em contacto com qualquer porção do odontoblasto. Devido à matriz peritubular altamente calcificada, os potenciais de ação estão confinados a espalhar-se no interior dos túbulos, o que levou o notável neurofisiologista Lord E.D. Adrian (1963) a referir-se a eles como "eléctrodos incorporados".

Avery indicou que qualquer movimento do citoplasma do processo odontoblástico terá o mesmo efeito. Sicher observou que essa hipótese explica a sensibilidade da junção dentino-esmalte, onde a concentração e a arborização dos processos odontoblásticos são maiores. Nessa junção, o estímulo produzirá uma mudança maior na carga elétrica do corpo do odontoblasto.

3. Mecano-ativação:

O simples movimento dos odontoblastos pode, por sua vez, mover ou sacudir as fibras terminais A-δ, que têm um baixo limiar de excitabilidade. A deformação das membranas plasmáticas dos nervos aumenta a sua permeabilidade aos iões de sódio. O rápido movimento interno do sódio resultante despolariza a membrana da fibra e inicia-se um potencial de ação. A hidrodinâmica pode não ser responsável pela dor associada à escovagem ligeira de uma ponta de explorador na dentina exposta, devido à deslocação e fluxo insuficientes do fluido tubular. Outra resposta que não entra em conflito com a teoria hidrodinâmica é que a dor se deve à estimulação direta dos processos odontoblásticos, que funcionam como transdutores, transferindo o estímulo para as fibras nervosas. Ochi e Matsumoto teorizam que, quando a dentina é estimulada, ocorre uma alteração morfológica (um inchaço ou contração momentânea) no processo odontoblástico. Este transmite então a estimulação das fibras nervosas, resultando em dor.

DIAGNÓSTICO DIFERENCIAL

Várias condições dentárias podem dar origem a sintomas de dor semelhantes aos da hipersensibilidade da dentina. Por conseguinte, a primeira linha de estratégia de tratamento para a hipersensibilidade da dentina é chegar a um diagnóstico definitivo através da eliminação das seguintes condições:

- Dentes lascados.

- Síndrome do dente rachado, frequentemente em dentes fortemente restaurados .

- Restaurações fracturadas e pinos de dentina colocados incorretamente.

- Restaurações com contornos inadequados para que o dente fique em oclusão traumática.

- Colocação incorrecta de adesivos de dentina levando a nano-vazamento.

- Aplicação incorrecta de vários medicamentos durante a preparação do pavimento da cavidade.

- Sulco palatogengival e outras invaginações e defeitos do esmalte.

- Branqueador de dentes Vital

- Resposta pulpar à cárie e tratamento restaurador recente.
O diagnóstico da doença deve ser feito com grande cuidado para excluir todos os outros defeitos e patologias dentárias, uma vez que estes podem dar origem a uma dor semelhante Dowell et al em 1985.(114)

Dentes lascados:

A quebra do esmalte pode resultar na exposição da dentina e provocar dor devido à hipersensibilidade da dentina.

Síndrome do dente rachado:

O doente queixa-se de dores esporádicas e agudas durante a mastigação ou quando se liberta do aperto e de dores provocadas por alimentos ou bebidas frias. Na maioria dos casos, o doente não consegue localizar a origem da dor.

Esta dor ocorre devido a uma fratura incompleta do dente. Quando partes da coroa são separadas por forças oclusais, a dentina subjacente fica momentaneamente exposta. Como resultado

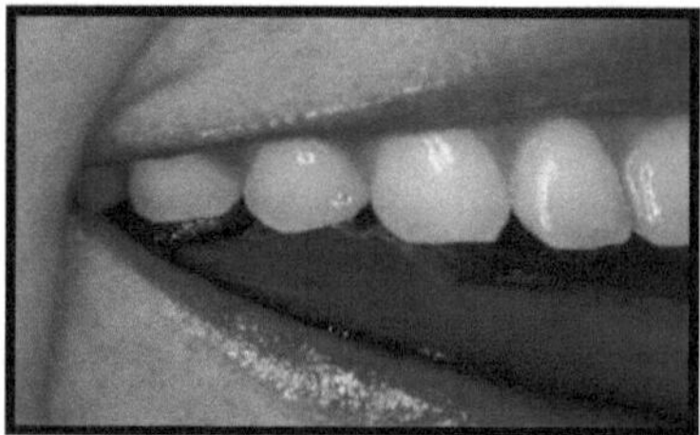

O movimento hidrostático do fluido dentro dos túbulos dentinários, o paciente experimenta então dor. Os molares mandibulares são geralmente propensos a fracturas. Ao exame clínico, pode ser revelada uma fissura descolorida que se estende ao longo de uma crista marginal. Pode ser utilizada uma preguiça

dentária para aplicar uma pressão de mordida selectiva nas cúspides e fossas até
que a dor seja reproduzida. A transiluminação com uma luz de fibra ótica
também é utilizada em
diagnosticar isto.

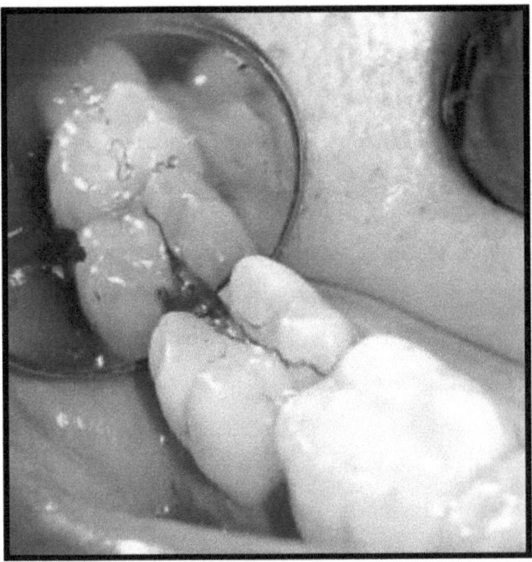

A aplicação do corante - azul de metileno no dente suspeito revela a linha de
fratura.

Tratamento:

- Redução imediata do contacto oclusal do dente através da trituração selectiva da
cúspide ou cúspide

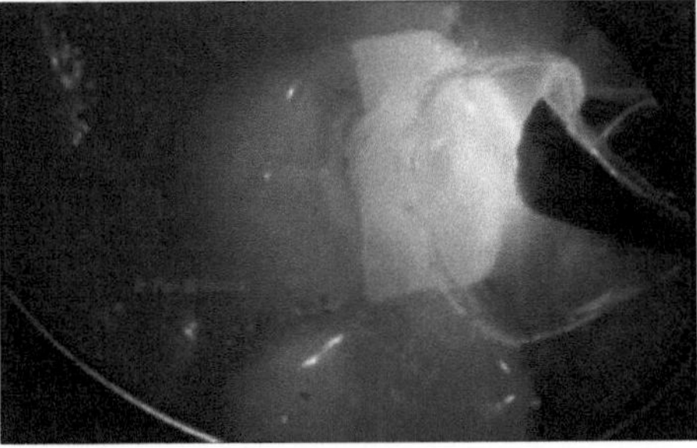

do antagonista de oclusão.

- O tratamento definitivo implica a necessidade de uma cobertura oclusal completa para proteção das cúspides.

<u>Restauração fracturada</u>:

Um desenho inadequado da preparação da cavidade ou uma força oclusal invulgar podem ser a causa da fratura de qualquer restauração.(9) As soluções saturadas de cloreto de cálcio são úteis para explorar a integridade das margens das coroas ou outras restaurações.

Uma bola de algodão saturada com esta solução é colocada na margem; a ausência de resposta dolorosa num doente não anestesiado indica que a margem está apertada / intacta ou que a dentina é insensível. As tintas como o azul de metileno podem ser utilizadas para revelar a fratura das restaurações.

<u>Dor pós-operatória</u>:

Foi relatada dor pós-operatória após restaurações diretas e indirectas; os cimentos de cimentação, devido à sua natureza ácida, causam dor pós-operatória em restaurações indirectas (39).

<u>Nos compósitos posteriores, a dor pós-operatória deve-se aos seguintes factores</u>

1. No condicionamento adverso da dentina,

2. Toxicidade do próprio compósito,

3. Contração de polimerização da resina seguida de microinfiltração,

4. Interferências oclusais.

Este fenómeno só pode ser reduzido através da utilização de cuidados críticos durante a inserção da restauração.

<u>Cáries dentárias</u>:

A cárie dentária é uma doença microbiana dos tecidos calcificados dos dentes, caracterizada pela desmineralização da porção inorgânica e destruição da substância orgânica.(46)
Quando este processo afecta a dentina, a polpa, produz dor devido ao facto de o microrganismo ou os seus produtos iniciarem uma resposta inflamatória.

<u>Oclusão traumática</u>:

Um dente traumatizado por bruxismo ou uma restauração em hiperoclusão responde frequentemente como o dente com dor ligeira. O dente não é doloroso durante a mastigação, mas há presença de desconforto.

<u>Exame</u>:

As facetas de desgaste do dente devem ser verificadas, os dentes afectados não são sensíveis à percussão.

<u>Tratamento</u>:

Deve ser feito o alívio do ponto de trauma oclusal através do desbaste dos pontos altos e da remodelação da área.

ESTRATÉGIAS DE GESTÃO E PREVENÇÃO

Os médicos devem efetuar o rastreio da hipersensibilidade dentinária e diagnosticar por exclusão, determinar o tratamento adequado e fornecer recomendações de tratamento e prevenção. Também deve ser considerado o tratamento da hipersensibilidade dentinária associada ao tratamento dentário.

<u>O tratamento da hipersensibilidade dentinária inclui</u>:

- Diagnóstico

- Prevenção

- Tratamento

<u>Diagnóstico:</u>

Os doentes com hipersensibilidade dentinária podem não procurar especificamente tratamento, porque não a vêem como um problema de saúde dentária significativo, mas mencionam-na numa consulta dentária de rotina115. Noutras ocasiões, os doentes procuram recomendações de tratamento junto dos seus profissionais de medicina dentária.

<u>O diagnóstico da hipersensibilidade da dentina depende de:</u>

- Identificação da zona ou zonas de dentina exposta que, quando adequadamente estimuladas, produzem dor.

- Identificação dos factores que expuseram a dentina (etiologia).

<u>Prevenção:</u>

A prevenção é melhor do que a cura e um dos papéis da educação para a saúde dentária deveria ser o de prevenir a ocorrência de hipersensibilidade dentinária (Addy e West 1994)59.

É interessante notar que muitos dos métodos preventivos que foram sugeridos para lidar com a erosão dentária (Imfeld 1996)116 também parecem adequados para gerir a hipersensibilidade dentinária. Nos casos de hipersensibilidade dentinária estabelecida, é necessário remover quaisquer factores causais ou predisponentes.

<u>Resumo da estratégia de gestão preventiva :</u>

- A prevenção deve ter como objetivo a redução dos riscos dos factores etiológicos da hipersensibilidade dentinária.

- Devem ser dados conselhos regulares sobre técnicas de escovagem dos dentes e produtos de higiene oral.

- O rastreio da doença periodontal deve ser um pré-requisito dos exames dentários.

- O tratamento periodontal deve ser iniciado rapidamente, quando necessário, seguido de uma terapia periodontal de apoio regular.

- Os doentes devem ser aconselhados a limitar a frequência de bebidas ácidas suaves e a não escovar os dentes imediatamente após uma ingestão ácida.

- É necessário registar a história da dieta durante três dias não consecutivos e fazer uma anotação cuidadosa na história clínica quando se suspeita de erosão extrínseca.

- Podem ser usadas talas nocturnas para limitar o desgaste provocado por hábitos parafuncionais.

O diagnóstico da doença deve ser efectuado com grande cuidado para excluir todos os outros defeitos e patologias dentárias, uma vez que estes podem dar origem a uma dor semelhante Dowell et al. em 1985 (114).

<u>As abordagens básicas incluem:</u>

- Prevenir a exposição da dentina radicular, reduzindo a incidência de recessão gengival.

- Identificação e eliminação de quaisquer factores erosivos intrínsecos e extrínsecos. A

    o registo da dieta pode ser útil para identificar factores erosivos.

- Um método para melhorar a resistência do hospedeiro pode ser o aumento do fluxo salivar.

    Por exemplo, a mastigação de pastilhas elásticas tende a aumentar o fluxo salivar e o pH oral.

- Os efeitos tampão das pastas dentífricas de bicarbonato foram sugeridos como possíveis formas de combater a erosão ácida (Imfeld 1996)116 e isto pode ser propenso à hipersensibilidade da dentina.

- Isto pode ser considerado com base na extensão e na gravidade da dor.

- Para problemas isolados, a terapia é, em grande parte, efectuada por profissionais e deve ser orientada para vernizes, materiais de preenchimento adesivos e restaurações cervicais.

- Para a hipersensibilidade geral, pastas dentífricas adequadamente formuladas, incluindo as que contêm fluoreto ou bochechos com fluoreto de estrôncio.

- Em casos mais graves e intratáveis, deve ser considerada a terapia do canal radicular.

A. Oclusão dos túbulos:

A hipersensibilidade dentinária é devida a túbulos dentinários patentes, pelo que uma forma de reduzir a sensibilidade dentinária é ocluir os túbulos. A oclusão dos túbulos pode ocorrer naturalmente e por meio de agentes dessensibilizantes aplicados externamente.

Oclusão dos túbulos observada após a aplicação de agentes dessensibilizantes sob MEV

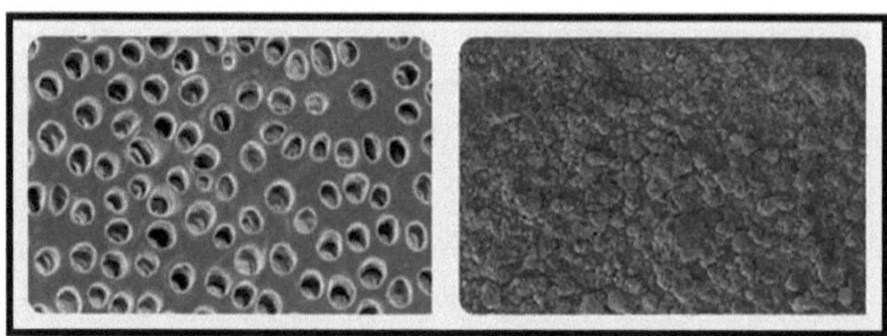

i.   A camada superficial:

Clinicamente, a superfície hipersensível tem túbulos mais largos e mais numerosos do que a dentina não sensível, que apresenta poucos túbulos patentes. Um dos objectivos do tratamento seria promover a formação de smear layers ou depósitos superficiais impermeáveis e impedir a sua remoção. Os revestimentos superficiais podem incluir a deposição de minerais salivares como na formação de cálculos.

ii.   Dentina intra-tubular:

A microscopia eletrónica de transmissão da dentina não-sensível revela que os túbulos dentinários estão ocluídos por material denso em electrões (Yoshiyama et al 1990)50 que pode ser dentina intratubular (ou peritubular).

O modo de formação da dentina intratubular é incerto, mas parece requerer a presença de processos odontoblásticos viáveis (Linde e Goldberg 1993)56 Os locais de formação da dentina intra-tubular podem variar com a idade e com o local no dente. Na dentina coronal, os depósitos cristalinos intratubulares podem ser de origem salivar (Eda et al 1978)34 , enquanto a esclerose da dentina radicular pode ser devida à deposição de material da polpa.

iii.   Dentina terciária:

A dentina do trato morto é insensível à estimulação. Os tractos mortos são formados quando uma dentina tubular terciária é rapidamente depositada, isolando efetivamente o túbulo da polpa.

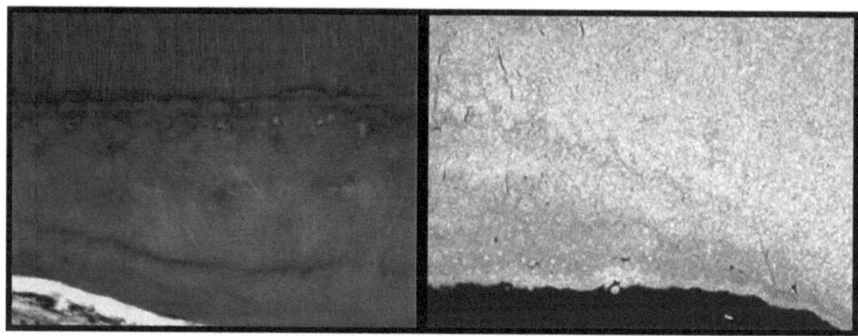

**Micrografias de luz (A) e de electrões de varrimento (B) de
dentina terciária (reparadora) contendo apenas alguns túbulos
irregulares esparsos e algumas inclusões celulares (pontas de
setas).**

Distinguem-se dois tipos de dentina terciária:

1. A dentina reactiva é depositada pelos odontoblastos primários em resposta a um estímulo ligeiro.

2. A dentina reparadora é produzida por odontoblastos secundários derivados de células pulpares em resposta a um estímulo mais intenso.

A quantidade de dentina terciária depositada diminui com o aumento da espessura da dentina remanescente sobre a polpa. Os estudos mostram que as respostas à estimulação transdentinária são efectivas apenas a uma espessura de 100 - 200µm.

Materiais exógenos:

A abordagem mais direta para dessensibilizar a dentina é bloquear os orifícios dos túbulos com uma barreira (Ling e Gillam 1996)64.

Tal como acontece com os defeitos de erosão, as barreiras de superfície podem ser criadas a partir dos constituintes da pasta de dentes ou através da aplicação de agentes tópicos ou materiais de restauração, incluindo:

* Vernizes

* Agentes de ligação da dentina

* Resinas compostas

* Cimento de ionómero de vidro

* Compomidores

As barreiras de superfície tendem a ser eficazes enquanto permanecerem no local. No entanto, quando a cobertura é removida, a sensibilidade regressa normalmente aos níveis iniciais. Para proporcionar uma dessensibilização eficaz, é de supor que os materiais têm de ser retentivos e robustos.

A eficácia dessensibilizante deve ser melhorada se o material puder entrar nos túbulos para formar marcas, como pode ser o caso com algumas resinas. No entanto, a qualidade das ligações entre a resina e a dentina é uma questão extremamente complexa, embora a força de ligação possa determinar a retenção do material, a extensão dos tampões intratubulares pode ser mais importante para proporcionar um selamento eficaz. É necessário desenvolver materiais que sejam especificamente concebidos para penetrar nos túbulos dentinários e aderir à dentina intra-tubular, tornando-se, de facto, parte da dentina.

Conteúdo dos túbulos:

O fluido no interior dos túbulos dentinários é um elo importante no mecanismo hidrodinâmico. Pensa-se que o fluxo de fluido induzido pelo estímulo é responsável pela ativação do nervo intra-dentário. Por conseguinte, poderá ser possível aumentar a viscosidade dos fluidos tubulares de modo a que um determinado estímulo gere um menor fluxo de fluido.

A viscosidade do fluido tubular pode ser aumentada através do aumento do seu conteúdo proteico macromolecular. Os materiais exógenos aplicados na superfície da dentina tendem a ser lavados para fora dos túbulos pelo fluxo contínuo do fluido dentinário. No entanto, o fluido dentinário contém proteínas plasmáticas, como o fibrinogénio e a albumina, provenientes dos vasos sanguíneos pulpares, que provavelmente fazem parte da reação de defesa pulpar e podem contribuir para os mecanismos naturais de dessensibilização. Atualmente, é difícil imaginar como é que a viscosidade do fluido tubular pode ser alterada como medida terapêutica.

<u>Modificação da excitabilidade nervosa:</u>

i.   Difusão nos túbulos dentinários:

Os agentes dessensibilizantes, como os iões de potássio, destinam-se a reduzir a excitabilidade do nervo intra-dentário. Markowitt et al (1991)53 sugeriram que os iões de potássio aplicados na superfície externa da dentina podem difundir-se ao longo dos túbulos e bloquear a junção do nervo intra-dentário, aumentando a concentração local extracelular de iões de potássio. Mas nunca foi confirmado em dentes humanos, onde as distâncias de difusão são maiores.

É tecnicamente difícil medir o (K+) na extremidade interna dos túbulos dentinários in vivo. No entanto, Pashley e os seus colegas estudaram a difusão do iodo radioativo através da dentina in vitro e in vivo. Demonstrou-se que a difusão ao longo do túbulo dentinário depende do gradiente de concentração, do comprimento do túbulo e do coeficiente de difusão da substância.

Stead et al (1996)62 utilizaram uma abordagem matemática para modelar a difusão de K+ na dentina. O modelo revelou que, quando o (K+) na extremidade externa dos túbulos é aumentado para 500 mm para estimular a ação de uma pasta dentífrica dessensibilizante, o (K+) na extremidade interna dos túbulos pode exceder o mínimo (K+) necessário para bloquear a condução nervosa. No entanto, os efeitos eram transitórios e o (K+) real atingido dependia da velocidade do fluxo do fluido tubular e da permeabilidade da barreira de difusão entre o túbulo e a polpa.Mc Cormarck e Davies (1996)65 sugeriram que os odontoblastos poderiam estar envolvidos na mediação das acções dessensibilizantes do K+, através de um mecanismo de segundo mensageiro envolvendo a libertação de óxido nítrico (NO). Propõe-se que o K+ possa de alguma forma atuar na extremidade periférica dos processos odontoblásticos, sendo o (NO) libertado na polpa para modular a excitabilidade do nervo. No entanto, até à data, esta hipótese não foi testada experimentalmente.

ii.   Fluxo de fluido dentário:

Nos túbulos dentinários abertos, existe um fluxo constante de fluido dentinário para o exterior (Vongsavan, Matthews et al 1994)60 que tenderá a opor-se a qualquer difusão para o interior. Pashley e Matthew et al 199663 mostraram que a difusão interna de toda a dentina in vitro contra um fluxo forçado de fluido para fora era maior na presença de uma camada de esfregaço intacta. Intuitivamente, seria de esperar que a difusão fosse maior onde os túbulos dentinários tivessem aberturas mais largas. No entanto, para um determinado gradiente de pressão de fluido no acesso à dentina (efetivamente a pressão sanguínea pulpar), o fluxo dos túbulos dentinários será reduzido por uma abertura mais estreita dos túbulos.

Uma vez que o fluxo de volume varia com a quarta potência do raio do túbulo, enquanto a difusão varia com o quadrado do raio, uma dada diminuição no raio do túbulo causará uma redução proporcionalmente maior no fluxo de fluido do que na difusão. No entanto, o fluxo de fluido através da dentina não é uniforme utilizando a microscopia eletroquímica de varrimento. Macpherson et al., em 199561 , descobriram que o fluxo de fluido através da dentina varia consideravelmente entre os túbulos, mesmo dentro de uma área de dentina com 500µm quadrados. Estas diferenças regionais na permeabilidade da dentina, onde o fluxo de fluido pode estar relacionado com variações na densidade dos túbulos e no padrão de ramificação entre os túbulos.

iii. **<u>Pressão pulpar:</u>**

A pressão que impulsiona o fluido dos túbulos dentinários é derivada dos vasos sanguíneos pulpares. O fluxo sanguíneo pulpar é reduzido após a infiltração de lignocaína a 2% com adrenalina, o que se deveu em parte à ação do vasoconstritor, bem como ao bloqueio dos nervos sensoriais, que são conhecidos por exercerem uma ação vasodilatadora tónica.

A difusão para o interior das substâncias aplicadas pode ser aumentada através do aumento do gradiente de concentração. Isto provou ser eficaz com soluções anestésicas locais aplicadas topicamente na dentina. A difusão de partículas carregadas pode ser aumentada com a iontoforese (76).

<u>Produtos para uso doméstico:</u>

Os tratamentos podem ser auto-administrados pelo paciente em casa ou aplicados por um profissional dentário no consultório dentário. Os métodos caseiros tendem a ser simples e baratos e podem tratar simultaneamente a hipersensibilidade dentinária generalizada que afecta muitos dentes.

Os produtos de uso doméstico estão disponíveis comercialmente e incluem agentes como sais de potássio, sais de estrôncio, sais de flúor em pastas dentífricas, colutórios e formações de gel. Pensa-se que estes agentes reduzem os sintomas de hipersensibilidade dentinária, quer ocluindo os túbulos dentinários e bloqueando assim o estímulo e a resposta neural, quer interceptando a resposta neural por intervenção química. A escovagem dos dentes raramente dura mais de um minuto, nem um tratamento com elixir bucal. Por conseguinte, o efeito do agente numa pasta de dentes ou num elixir bucal deve ser rápido ou então o agente deve ser substancial para os dentes e a mucosa. Postula-se que os agentes que interceptam a resposta neural são eficazes porque os iões de potássio dos produtos aplicados se difundem para o interior e bloqueiam a resposta por intervenção química. Para uma difusão eficaz, a concentração de iões no orifício do túbulo deve ser tão elevada quanto possível. Quanto mais tempo o reservatório de iões estiver retido, maior será o fluxo de iões, a difusão é reduzida pelo fluxo de fluido dentinário para o exterior e, se este for demasiado grande, a difusão para o interior será negligenciável. A eficácia destes produtos pode ser possivelmente melhorada através do aumento da concentração do agente ativo no produto. (Jackson et al 2000)(117)

<u>Tratamentos em consultório para dentina hipersensível:</u>

Os tratamentos em consultório são mais complexos e geralmente visam a hipersensibilidade dentinária localizada num ou em alguns dentes. Estas várias opções de tratamento podem ser classificadas de acordo com a sua complexidade(118).

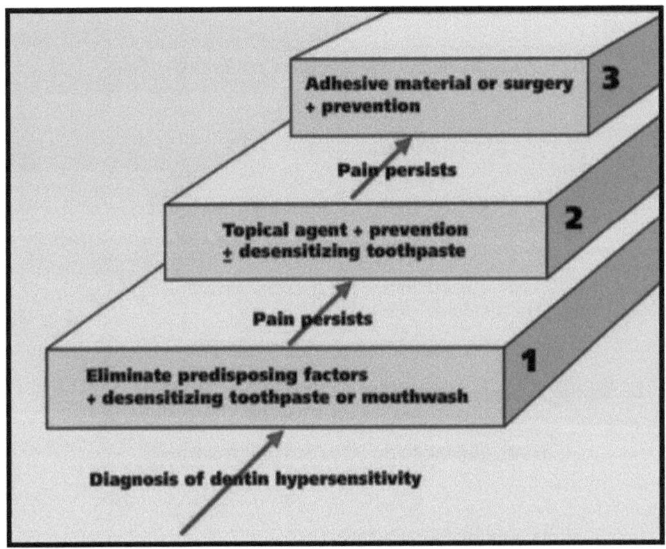

Escada da dor que mostra a dor crescente e a complexidade dos tratamentos de dessensibilização.

Adaptado com a permissão da Organização Mundial de Saúde.

I. <u>Agentes de tratamento que não polimerizam</u>:

   a. <u>Vernizes / Precipitantes</u>:

      i. Goma-laca

      ii. Verniz de fluoreto de sódio a 5%

      iii. Soluções de 1% NaF, 0,4% SnF2, 0,14% HF

      iv. 3% de oxalato monopotássico, mono-hidrogénio

      v. 6% de oxalato férrico ácido

      vi. Preparações de fosfato de cálcio

      vii. Hidróxido de cálcio

   b. <u>Primários que contêm HEMA</u>:

      i. 5% de glutaraldeído, 35% de HEMA em água

      ii. 35% de HEMA em água

II. <u>Tratamentos que sofrem reacções de endurecimento ou de polimerização</u>:

   a. Cimentos de ionómero de vidro convencionais

b. Ionómeros de vidro reforçados com resina / compómeros

c. Primários de resina adesiva

d. Agentes de ligação de resina adesiva

III.   Utilização de protectores bucais

IV.   Iontoforese

V.   Lasers

I. <u>Tratamentos que não polimerizam os vernizes/precipitantes:</u>

A utilização de fluoreto de sódio (NaF) a 5% num verniz espesso como dessensibilizador da dentina foi repetida por Clark et al (1985)41. O verniz actua ocluindo temporariamente os túbulos dentinários, mas o material perdura facilmente ao longo do tempo.

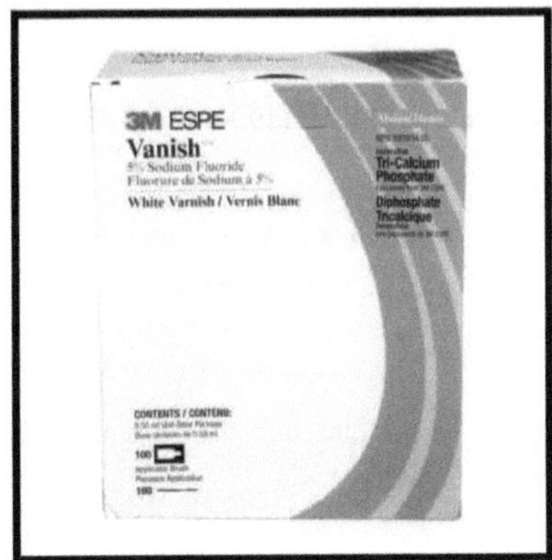

O polimento de superfícies radiculares sensíveis com uma pasta composta por 33% de NaF, 33% de caulino e 33% de glicerina é utilizado há mais de 50 anos. Queimar a pasta na dentina afetada com um pau de laranjeira durante 30 segundos.

- O oxalato de potássio também foi eficaz

- Imai e Akimoto et al (1990)51 demonstraram a eficácia de um procedimento de dois passos em que a dentina foi primeiro saturada com solução de fosfato a 5%

seguido de uma aplicação sequencial de cloreto de cálcio a 10%.

A precipitação do fosfato de cálcio com um tamanho de partícula suficientemente pequeno para entrar nos túbulos dentinários depende da concentração dos reagentes e sobretudo do seu pH. Ainda não foram publicados quaisquer ensaios clínicos.

<u>Agentes dessensibilizantes:</u> Os agentes dessensibilizantes podem ser aplicados pelo doente em casa ou pelo dentista. O mecanismo mais provável é a redução do diâmetro dos túbulos dentinários, de modo a limitar a deslocação do fluido nos mesmos.

De acordo com Trowbridge e Silver (1990)52 , a dessensibilização pode ser alcançada através de

- Formação de uma camada de esfregaço produzida pelo polimento da superfície exposta.

- Aplicação tópica de agentes que se formam a partir de precipitados insolúveis no interior dos túbulos.

- Impregnação de túbulos com resinas plásticas.

- Selagem dos túbulos com resinas plásticas.

Os dentífricos que contêm cloreto de estrôncio, nitrato de potássio, citrato de sódio são adicionais em gradientes para dessensibilização.

Sensodyne e Thermodent, que contêm cloreto de estrôncio, Crest sensitivity protection, Danquel, Promise, que contêm nitrato de potássio, e Protect, que contém citrato de sódio. Estes são os dentífricos que foram aprovados pela ADA para efeitos de dessensibilização (Orchardson R, Gillam DG et al 2000) (69).

Os agentes dessensibilizantes actuam através da precipitação de sais cristalinos na superfície da dentina que bloqueiam os túbulos dentinários por este grupo para apoiar a eficiência destas técnicas. Embora o hidróxido de cálcio, por si só, tenha pouco ou nenhum efeito direto sobre a atividade do nervo sensorial da dentina, pensa-se que a sua eficácia a longo prazo se deve à sua capacidade de provocar um aumento da mineralização da dentina peritubular.

Propriedades ideais do agente dessensibilizante :

- Não deve ser irritante para a polpa

- A aplicação deve ser relativamente simples

- Deve ser de fácil aplicação

- A ação deve ser rápida

- Deve ter uma eficácia a longo prazo ou permanente

- Não deve produzir manchas

Têm sido utilizados vários agentes na tentativa de selar as extremidades periféricas dos túbulos em dentina sensível. Os agentes que foram experimentados e que se revelaram ineficazes são o hidróxido de cálcio, a formalina e o nitrato de prata. Os agentes de selamento dos túbulos que provaram ser bem sucedidos são o oxalato de potássio, o cloreto de estrôncio, o fluoreto de sódio e o fluoreto estanoso.

Oxalato de potássio:

O oxalato de potássio foi desenvolvido como agente dessensibilizante por Greenhill e Pashley em 1981. O oxalato de potássio é vendido comercialmente como um produto de uso doméstico. Quando o oxalato de potássio é aplicado na superfície da dentina reage com o cálcio e produz cristais de oxalato de cálcio que bloqueiam os túbulos e impedem o fluxo de fluido através dos túbulos. O aumento da concentração extracelular de potássio à volta dos nervos profundos da dentina provoca a sua despolarização, tornando-os assim menos excitáveis. Greenhill e Pashley testaram o efeito de 29 agentes dessensibilizantes diferentes no movimento dos fluidos na dentina in vitro. Relataram que o oxalato de potássio foi estatisticamente significativo na diminuição do movimento de fluidos, com a maior redução (98,4%) na permeabilidade da dentina. Comparou os locais de abertura dos túbulos após o tratamento com oxalato de potássio NaCl e EDTA.

Na microscopia eletrónica de varrimento, o tamanho da abertura tubular foi de 0,564 Am quadrado após oxalato de potássio, 0,386 Am quadrado após NaCl, 1,720 µm quadrado após EDTA. O NaCl com pH baixo pode ser um adjuvante eficaz no tratamento da hipersensibilidade dentinária em pacientes submetidos a cirurgia periodontal ou recessão gengival.

Cloreto de estrôncio:

O cloreto de estrôncio é distribuído como um sistema de duas pastas de dentes no mercado. Por exemplo, Sensodyne, Thermodent. O estrôncio combina-se com o fosfato no fluido dentinário e, ao trocar com o cálcio na hidroxiapatite das paredes dos túbulos dentinários, pode produzir cristais de fosfato de estrôncio e fechar os túbulos dentinários. Goodman acredita que o ião estrôncio altera a transmissão neural, o que pode explicar a melhoria no alívio da sensibilidade. O estrôncio pode também estimular a formação de dentina de irritação e foi também referido que se liga a

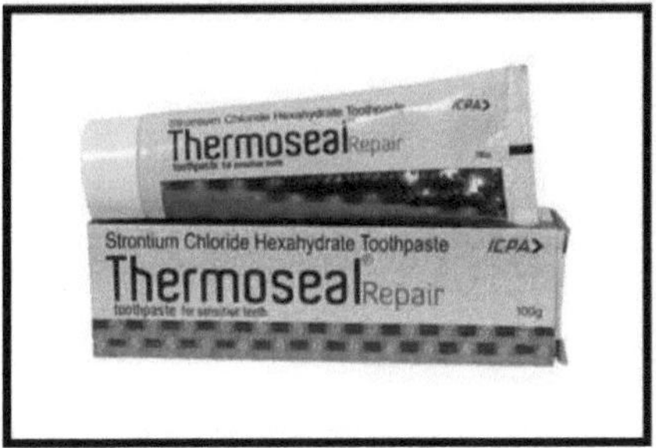

para a matriz dos túbulos, reduzindo assim o raio.

Nitrato de potássio:

O nitrato de potássio foi desenvolvido por Hodash32 como agente dessensibilizante.

O nitrato de potássio está disponível comercialmente em pastas de dentes como Sensodyne menta fresca, Promise, Denquel. Goodman sugeriu que a dessensibilização pode ocorrer quer pela natureza oxidante do nitrato de potássio, quer pela cristalização, que bloqueia os túbulos, ou ambas. Ele também acredita que o ião potássio despolariza a membrana da fibra nervosa, na qual poucos ou nenhuns potenciais de ação podem ser evocados. Pashley et al44 acreditam que o nitrato de potássio não bloqueia os túbulos, mas reduz a sensibilidade dos nervos mecanorreceptores ao movimento do fluido dentinário no túbulo, o que normalmente produziria estímulos dolorosos. Embora o fluido ainda se desloque, os nervos não disparam porque seriam incapazes de

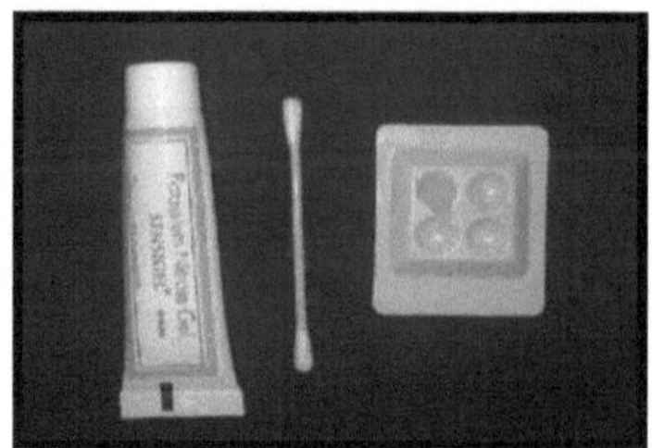

não excitável.

Fluoretos:

O fluoreto de sódio e o fluoreto estanoso têm sido utilizados como agentes dessensibilizantes há mais tempo do que qualquer um dos outros sais minerais. Inicialmente, o fluoreto de sódio era utilizado na forma de pasta (33%) e polido nas áreas sensíveis. Eram necessárias aplicações repetidas.

Goodman afirmou que se pensa que o fluoreto actua por reação entre o ião fluoreto e o cálcio ionizado no fluido tubular, formando um precipitado insolúvel de fluoreto de cálcio. Pode também estimular a formação de dentina de irritação.

Verificou-se que o fluoreto estanoso com carboximetilcelulose num gel de glicerina era significativamente mais eficaz do que um gel placebo na redução da hipersensibilidade e que uma solução acidulada de fluoreto de sódio diminuía a condução no túbulo em 24,5%. Se o fluoreto de sódio fosse aplicado por iontoforese, a condução hidráulica nos túbulos dentinários diminuía em 33%.

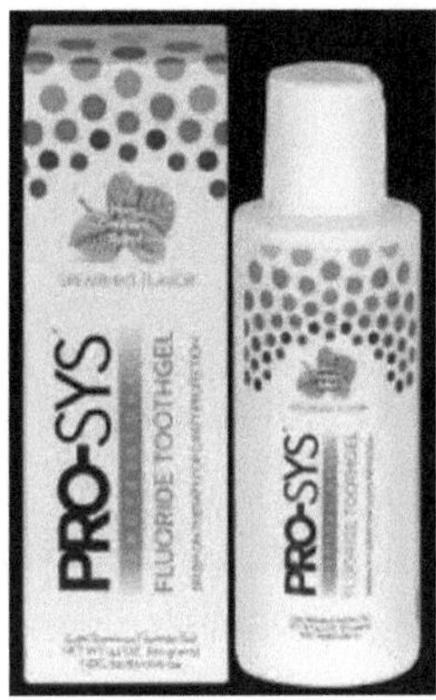

Iontoforese de fluoreto:

Gangerosa et al (1978)35 é considerado o responsável pela popularização deste tratamento. Foi reconhecido como um tratamento bem sucedido para a hipersensibilidade dentinária. Para utilizar estes dispositivos alimentados por pilhas, o doente segura o elétrodo positivo na mão e o dentista, utilizando o elétrodo negativo, aplica uma solução de 2% de fluoreto de sódio nas áreas sensíveis dos dentes. Utilizando esta técnica, Simmons et al (1961)119 registaram uma redução de 94 a 99% na hipersensibilidade.

A iontoforese com fluoreto de sódio produziu alívio imediato após uma aplicação, enquanto a aplicação tópica exigiu 2 a 3 aplicações. Os autores concluíram que a iontoforese com fluoreto de sódio a 1% é o método de eleição para o tratamento da dentina hipersensível,
como

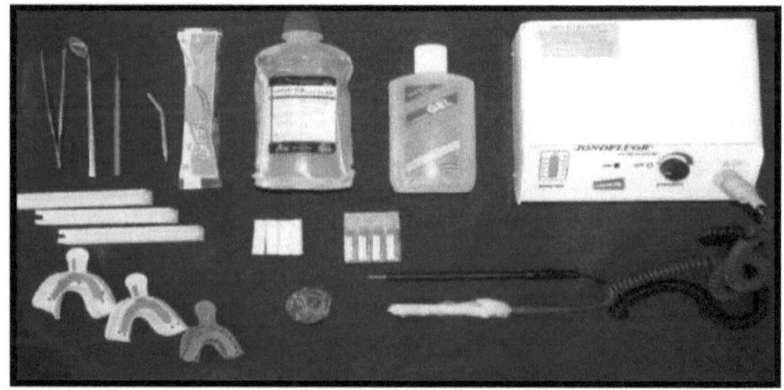

preenche todos os requisitos de um agente dessensibilizante ideal, exceto a permanência do efeito.

Mecanismo de ação:

- O grupo de Lefkowitz em três publicações anteriores (Lefkowitz e Bodecker, 1945; Lefkowitz, 1962; e Lefkowitz et al., 1963)120,121,122 relatou a formação de dentina reparadora após a aplicação de corrente eléctrica em cavidades de dentes com 1,8mm de dentina remanescente, o que inibe a passagem de estímulos da dentina exposta para a polpa.

- A corrente produz parestesia ao alterar o mecanismo sensorial de condução da dor.

- O aumento da concentração de iões fluoreto nos túbulos provoca a microprecipitação de CaF2, bloqueando os estímulos indutores de dor mediados pela hidrodinâmica.

<u>**Comparação do método de dessensibilização:**</u>

Degree of relief	Topical application of NaF	Iontophoresis with 1% NaF	Iontophoresis with patient's saline
Good	33.33	55.55	-
Moderate	52.94	44.45	35.13
None	13.73	-	64.87

Num estudo efectuado por Kern DA, McQuade MJ et al (1989)49 , que comparou a eficácia do NaF a 2% isolado e do NaF com iontoforese, sugeriu que o fluoreto de sódio com iontoforese reduziu a hipersensibilidade da dentina do que o NaF isolado.

II.   Agentes de tratamento que sofrem reacções de endurecimento ou de polimerização:

1. <u>Cimentos de ionómero de vidro:</u>

A utilização de cimento de ionómero de vidro reduz a sensibilidade para cerca de 89,7%. As lesões foram condicionadas com ácido cítrico a 50% durante 30-45 segundos, depois enxaguadas e secas antes da colocação do CIV. O CIV liga-se à dentina através da quelação dos grupos carboxilo dos poliácidos com o cálcio na apatite da dentina, ligando-se quimicamente à dentina.

A taxa de sucesso da utilização do GIC modificado com resina é de cerca de 79%.

O mecanismo de ligação é semelhante ao do GIC convencional.

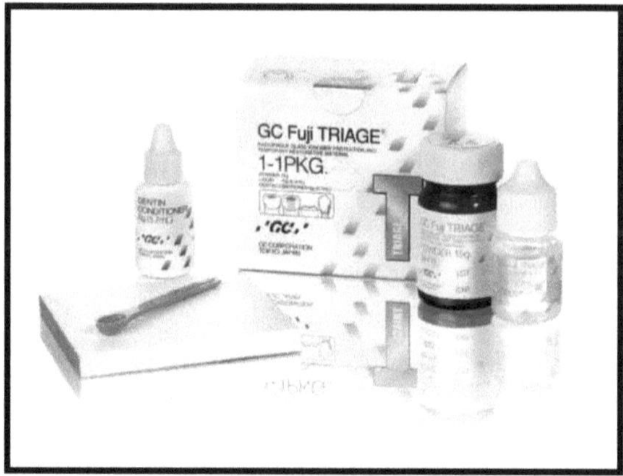

<u>Primários de resina adesiva:</u>

Podem ser utilizados para ocluir túbulos abertos de dentina hipersensível. A utilização de produtos de primário de resina adesiva demonstrou diminuir a permeabilidade da dentina.

Foi efectuado um estudo por (Lan et al 1999; Tosun et al 2016)68,88, utilizando 6-8 camadas de primários após condicionamento ácido em pacientes. Após a evaporação do acetato, as superfícies tratadas foram fotopolimerizadas durante 20 segundos A sensibilidade foi avaliada antes e imediatamente após o tratamento. Após 1 mês, os doentes foram avaliados como não tendo sensibilidade. Após 9 meses, 6 dos 7 pacientes estavam livres de dor. Um dos problemas das resinas, que produzem películas finas, é que o oxigénio atmosférico pode difundir-se na película e interagir com as reacções de polimerização de radicais livres.

<u>Sistemas de colagem de resinas adesivas:</u>

Dayton et al (1974)33 avaliaram a utilização dos primeiros adesivos dentários de quatro gerações, comparando-os com vernizes no tratamento da hipersensibilidade. Jensen e Doering et al (1987)48 utilizaram um sistema fotopolimerizável para tratar a hipersensibilidade da superfície radicular.

Scotchbond (3m, Co St Paul, Minn) foi pintado nas áreas sensíveis da dentina exposta e fotopolimerizado durante 20 segundos, os resultados mostraram que a sensibilidade foi eliminada em 89% das superfícies extremamente sensíveis e em 97% das superfícies moderadamente sensíveis.

- Foram também utilizadas as ligas de amálgama, 4 META, NPG - GMA, BPDM.

- Foi experimentada a utilização de resinas adesivas com flúor.

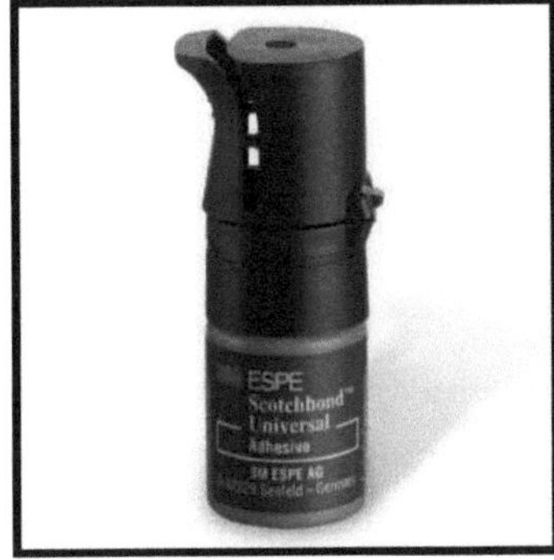

Orchardson et al (1993)58 utilizaram aplicações múltiplas (duas vezes por semana durante 4 semanas) de uma resina fotopolimerizável contendo fluoreto.

- A desvantagem do sistema adesivo é que a sua polimerização é inibida pelo oxigénio atmosférico até uma profundidade de 10-15µm.

<u>Protectores bucais:</u>

O uso de um aparelho do tipo protetor bucal para administrar o agente dessensibilizante nitrato de potássio foi relatado pela primeira vez por Reinhardt et al. (1993)57. Eles usaram glicerina para dar ao KNO3 uma consistência semelhante a um gel. Vários ensaios clínicos demonstraram a eficácia dos dentífricos com KNO3 a 5% na redução da hipersensibilidade dentinária.

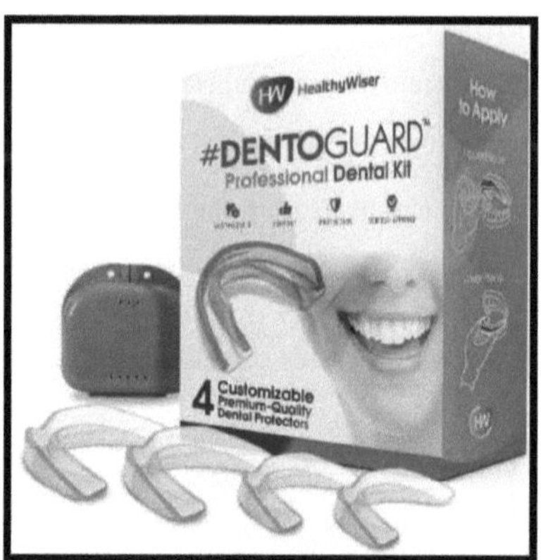

AVANÇOS RECENTES

O tratamento da hipersensibilidade dentinária deve basear-se num diagnóstico correto da condição por parte do médico, que deve estar ciente de outras condições clínicas semelhantes nas suas caraterísticas de apresentação2,114 , bem como da gravidade da condição (localizada/generalizada).

Independentemente da causa da hipersensibilidade dentinária, é importante que seja prestado o aconselhamento adequado para prevenir/ minimizar danos adicionais na superfície radicular exposta (Gilliam et al 2006)(27).

<u>Lasers:</u>

Um método potencial para o tratamento da hipersensibilidade dentinária, sugerido desde 1985, é a utilização da terapia de fotobiomodulação com lasers de baixa potência e/ou lasers de alta potência.(123,92)A literatura relata que o laser com melhores resultados in vitro e clínicos para o tratamento da hipersensibilidade dentinária é o laser de alta potência, mais especificamente o laser Nd:YAG.(85,124)

A justificação para a redução da hipersensibilidade dentinária induzida pelo laser baseia-se em dois mecanismos possíveis que diferem muito entre si. O primeiro mecanismo implica o efeito direto da irradiação laser na atividade eléctrica das fibras nervosas dentro da polpa dentária, levando à despolarização das fibras nervosas da polpa, enquanto o segundo envolve a modificação da estrutura tubular da dentina através da fusão e fusão do tecido duro ou smear layer e subsequente selagem dos túbulos dentinários(125)

Os lasers utilizados no tratamento da hipersensibilidade dentinária podem ser divididos em dois grupos:

- <u>Lasers de baixo rendimento</u>: Hélio - Néon Gálio / Alumínio / Arsenieto

  (díodo).

- <u>Lasers de saída intermédios</u>: Nd:YAG, Co2.

Senda et al, em 198543 , foram os primeiros a aplicar o laser de hélio-néon no tratamento da hipersensibilidade dentinária. Inicialmente, utilizaram apenas uma potência de saída de 6mW, que não afecta a morfologia da superficie do esmalte e da dentina, mas permite que uma pequena reação de energia atinja o tecido pulpar.

<u>Os modos de irradiação produzidos eram de dois tipos</u>:

Modo pulsado (apenas 5 Hz) e modo de onda contínua (CW). A taxa de eficácia do tratamento variou entre 5,2 e 100%.

De acordo com experiências fisiológicas, a irradiação com laser de Hélio-Néon não afecta os nociceptores periféricos de fibras A☐ ou C (Jarvis et al. 1990), mas afecta a atividade eléctrica (potencial de ação), que no nervo saudável aumentou 33% após uma única irradiação transcutânea (Rochkind et al. 1986, 1987)126,127. Verificou-se que este efeito era duradouro, induzindo um aumento do tamanho do potencial de ação dos nervos durante mais de oito meses após a cessação da irradiação (Rochkind et al. 1986)(126).

A irradiação com laser He-Ne a 6 mW não afecta morfologicamente a superfície
do esmalte ou da dentina, mas uma pequena fração da energia do laser é
transmitida através do esmalte ou da dentina para atingir o tecido pulpar
(Watanabe 1993)(128).

Com lasers de baixa potência de saída, não há perigo de causar queimaduras na
pele ou de danificar as células (Strang et al. 1988)(129).

Laser parameters and treatment effectiveness of He-Ne laser (wavelength 632.8 nm)		
Investigators	Irradiation parameters	Effectiveness
Senda et al. (1985)	6 mW, 5 Hz or CW for 2–3 min	84%
Matsumoto et al. (1986)	6 mW, 5 Hz for 1–3 min	90%
Gomi et al. (1986)	6 mW 5 Hz for 3 min	100%
Wilder-Smith (1988)	6 mW, 5 Hz for 2.5 min for 3 days	5.2-17.5%
Matsumoto et al. (1988)	6 mW, CW for 0.5–3 min	90%
Mezawa et al. (1992)	6 mW, CW for 5 min	55%

<u>Laser GaAlAs:</u>

Os lasers de GaAlAs (díodos) estavam inicialmente limitados a sistemas de GaAs.
Nas suas fases iniciais de desenvolvimento, os sistemas GaAs eram difíceis de
utilizar durante longos períodos em modo CW devido à propensão do chip para
sobreaquecer. No entanto, em 1979, as experiências com um novo díodo pareciam
muito promissoras.

Este novo chip, que utilizava cristais de GaAlAs finos como água, podia produzir
uma variedade de comprimentos de onda de 720 a 904 nm, todos dentro do espetro
infravermelho. Também podia gerar uma onda contínua sem probabilidade de

sobreaquecimento.

Foram utilizados três comprimentos de onda (780, 830 e 900 nm) de GaAlAs para
o tratamento da hipersensibilidade da dentina. Os investigadores consideraram que
o efeito analgésico estava relacionado com a transmissão nervosa deprimida
causada pela irradiação do laser de díodo que bloqueia a despolarização das
aferências da fibra C.

<u>Laser Nd:YAG:</u>

O primeiro uso desse laser para o tratamento da hipersensibilidade dentinária foi
relatado por Matsumoto et al. (1985a)123,130 e, posteriormente,
consecutivamente por outros pesquisadores. A potência de saída era variada e ia
de 0,3 a 10W, mas a saída de 1 ou 2W era a mais comum. Os métodos de
irradiação dependiam das potências do laser e variavam.

A eficácia do tratamento variou de 5,2 a 100%. Quando se utiliza a irradiação
laser Nd:YAG, recomenda-se a utilização de tinta preta como potenciador de
absorção, para evitar a penetração profunda do feixe laser Nd:YAG através do
esmalte e da dentina e efeitos excessivos na polpa (Launay et al. 1987)131.

De acordo com Morioka et al. (1984)132 , a utilização de tinta preta para a
irradiação laser Nd:YAG é adequada para absorver o feixe laser, e considera-se
que vários efeitos deste laser são reforçados pela tinta preta.

Existem alguns relatórios sobre a utilização de tinta preta para aumentar os
efeitos da irradiação laser Nd:YAG para tratar a hipersensibilidade da dentina
(Gelskey et al. 1993, Yonaga et al. 1999, Kobayashi et al. 1999)124,133,134 e,
de facto, a eficácia do tratamento utilizando tinta preta foi melhor do que sem
(Yonaga et al. 1999).(133)

Pensa-se que o mecanismo dos efeitos do laser de Nd:YAG na hipersensibilidade
da dentina é a oclusão induzida pelo laser ou o estreitamento dos túbulos
dentinários (Lan & Liu 1995, 1996, Yonaga et al. 1999)135,136,133, bem como

a analgesia direta do nervo (Whitters et al. 1995)(137).

Na dentina hipersensível, a maioria dos túbulos dentinários aparecem abertos quando visualizados por microscopia eletrónica de varrimento (Matsumoto et al. 1980, 1982)(37,138). Existe uma correlação significativamente alta entre a morfologia dos túbulos dentinários abertos e a hipersensibilidade da dentina (Oyama & Matsumoto 1991)139. Os lasers Nd:YAG e CO2 causam efetivamente a oclusão dos túbulos dentinários. A energia laser a 1064 nm é transmitida através da dentina (Zennyu et al. 1996)(140), produzindo efeitos termicamente mediados na microcirculação (Funato et al. 1991)141, e analgesia pulpar através do seu sistema nervoso (Whitters et al. 1995)(137).

A irradiação com laser Nd:YAG provoca uma diminuição da permeabilidade da dentina causada pela fusão da smear layer nos túbulos dentinários.

Laser de CO2:

A primeira utilização deste laser para o tratamento da hipersensibilidade da dentina foi relatada por Moritz et al. (1996)(142).Foram utilizadas potências de saída de 0,5 e 1W, e o modo CW. O tempo de irradiação variou de 0,5 a 5 segundos, e a irradiação foi repetida 5-10À. A eficácia do tratamento variou de 59,8 a 100%.

Os efeitos do laser de CO2 na hipersensibilidade da dentina devem-se à oclusão ou estreitamento dos túbulos dentinários (Moritz et al. 1995)143. Não há relatos de analgesia nervosa por irradiação com laser de CO2.

Wantable et al (2003)(74) relataram o uso do laser de Erbium: ítrio-alumínio-granada (Er:YAG) para o tratamento da hipersensibilidade dentinária. Quando se examinam as fotografias SEM da dentina irradiada por lasers como o Co2, Nd:YAG e excimer melting, observa-se normalmente a resolução da dentina. Uma área sólida, ininterrupta, fundida e ressolidificada seria provavelmente menos permeável e bloquearia mais eficazmente os estímulos externos associados à hipersensibilidade dentinária.

hipersensibilidade e penetração de microorganismos nos túbulos dentinários.

VIDRO BIOACTIVO:

Novos biomateriais, como o vidro bioativo, a proargina e o cristal de nano-hidroxiapatite, foram introduzidos no tratamento da hipersensibilidade dentinária. Trata-se de fosfosilicato de cálcio e sódio, um material sintético composto por cálcio, sódio, fósforo e sílica. São especialmente formulados como um dentífrico que contém partículas de vidro bioactivas que também demonstraram ocluir os túbulos dentinários, proporcionando um alívio substancial da hipersensibilidade dentinária. Por exemplo, Sensodyne® repair and protect é um exemplo de uma pasta de dentes que utiliza Novamin® (vidro bioativo 45S5) para tratar a sensibilidade dentária.

A pasta de dentes à base de vidro bioativo está disponível comercialmente como Novamin. Reduz a sensibilidade ao bloquear os túbulos abertos e ao fornecer iões de cálcio (Ca2+) e fosfato (PO43-) num ambiente ótimo para formar Apatite Hidroxicarbonatada (HCA), que é química e estruturalmente equivalente à apatite biológica.81,83

Mecanismo de ação:

- A sílica contendo cálcio, fosfato e sódio liga-se à superfície da raiz.

O sódio tampona o pH acima de 7 (é necessário que o pH seja superior a

7 para permitir a precipitação de cristais na superfície do dente).

- Novamin liberta uma deposição rápida e contínua de uma camada natural, cristalina, de apatite de carbonato de hidroxilo (HCA) que é química e estruturalmente igual ao mineral do dente.

- Produtos que contêm isto:

- Sooth Rx

- Pasta dentífrica de restauração Dr. Collins

- Oravive pasta revitalizante

- BioMin

Caseína-fosfopeptídeo com fosfato de cálcio amorfo (CPP-ACP):

Foram também desenvolvidos agentes bioactivos à base de produtos lácteos para libertar elementos que melhoram a remineralização do esmalte e da dentina, em condições cariogénicas. A Tooth Mousse disponível no mercado, GC International, Itabashi-ku, Tóquio, Japão, baseia-se num nanocomplexo da proteína do leite caseína-fosfopeptídeo (CPP) com fosfato de cálcio amorfo (ACP).

Foi proposto um mecanismo anticariogénico multifatorial para o CPP-ACP. Foi alegado que promove a remineralização das lesões cariosas através da manutenção de um estado supersaturado de mineral do esmalte.(78)

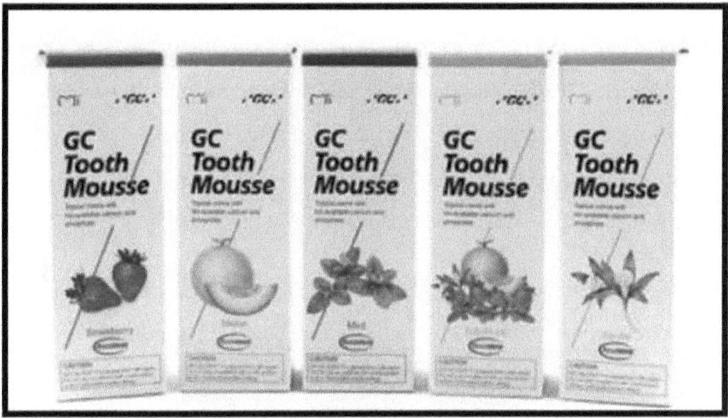

Mecanismo de ação:

- O fosfato de cálcio amorfo que está associado à proteína é libertado durante os desafios ácidos.

- O fosfato de cálcio amorfo é altamente solúvel. Os mesmos ataques ácidos contínuos irão rapidamente lavar o fosfato de cálcio.

Produtos disponíveis:

- Pasta de goma Trident, MI

- Recaldent

- Mousse de dentes Gc's

- Pasta dentífrica Aron e Hammer para o cuidado do esmalte.

PRO-ARGINA:

Kleinberg et al 200271 desenvolveram um material para reduzir a sensibilidade com base no papel natural da saliva na redução da sensibilidade. A saliva permite normalmente que os iões de cálcio e fosfato migrem para os túbulos dentinários abertos e formem um precipitado de glicoproteínas salivares e fosfato de cálcio que oclui os túbulos(.144)

O material desenvolvido por Kleinberg consistia em arginina, que é um aminoácido que tem uma carga positiva a um pH fisiológico; bicarbonato como tampão de pH; e carbonato de cálcio, que fornece uma fonte de cálcio. Este material foi capaz de tapar e selar os túbulos dentários expostos para diminuir a sensibilidade. A microscopia confocal de varrimento a laser demonstrou que a oclusão é resistente à exposição ácida e à pressão pulpar normal.[79,80]

Kleinberg[71] verificou que a aplicação de carbonato de cálcio e arginina numa pasta proporcionou um alívio instantâneo que durou 28 dias.[80] A microscopia de força atómica também demonstrou que a estrutura fina helicoidal normal da dentina intertubular, normalmente presente, não era discernível, devido a um revestimento superficial, e os túbulos estavam fechados.[80]

Mecanismo de ação:

- O complexo de argenina liga-se à superfície do dente e permite que o carbonato de cálcio se dissolva lentamente e liberte cálcio e fósforo.

Produtos disponíveis:

- Negar, excluir

- Sensistat

CONCLUSÃO

A hipersensibilidade dentinária pode representar apenas um pequeno incómodo, mas para muitos o grau de desconforto e angústia emocional pode ser avassalador.

A população adulta está a viver mais tempo e os problemas de recessão e erosão gengival aumentam frequentemente. Além disso, a angústia causada pela sensibilidade dentinária leva à modificação do comportamento, como a alteração da dieta, o cancelamento de consultas dentárias e o controlo inadequado da placa bacteriana. Isto pode levar a cáries, inflamação gengival e colapso periodontal. Uma compreensão completa da etiologia, patogénese e mecanismo da hipersensibilidade dentinária é essencial para o tratamento. Foram discutidas várias causas neste tópico e foram analisados os seus factores predisponentes.

Várias condições dentárias podem dar origem a sintomas de dor semelhantes aos da hipersensibilidade da dentina. Por conseguinte, a primeira linha de estratégia de tratamento para a hipersensibilidade da dentina é chegar a um diagnóstico definitivo através da eliminação.

A prevenção e o alívio da dor podem ser efectuados através de diferentes métodos, tais como o selamento físico dos túbulos dentinários, a coagulação e precipitação do protoplasma tubular, o tratamento químico, a criação de um tampão tubular e a estimulação da formação de dentina secundária através de vários medicamentos.

Existe uma vasta gama de produtos disponíveis no mercado para auto-tratamento. O tratamento caseiro envolve geralmente pastas dentífricas dessensibilizantes, é de longe o método mais simples e mais barato e tem sido aprovado como a primeira linha de tratamento. Devido à natureza generalizada da utilização de pastas dentífricas na maioria das culturas, a alteração da fórmula da pasta dentífrica requer pouco esforço por parte do doente para garantir o alívio dos sintomas.

Os tratamentos em consultório são mais complexos e visam geralmente a hipersensibilidade dentinária localizada num ou em alguns dentes. Estas várias opções de tratamento podem ser classificadas de acordo com a sua complexidade. Com o desenvolvimento de fibras laser mais finas, flexíveis e duráveis, as aplicações do laser em medicina dentária irão aumentar. Idealmente, o laser do futuro terá a capacidade de produzir uma grande variedade de comprimentos de onda e larguras de impulso, cada um específico para uma determinada aplicação.

Com base na etiologia e patogénese, o clínico pode gerir com sucesso a hipersensibilidade através da aplicação de diferentes modalidades de tratamento. Para concluir, no início do novo milénio, esperemos resolver nos próximos anos o enigma para os dentistas de todo o mundo.

REFERÊNCIAS

1.   Bissada NF. Sintomatologia e caraterísticas clínicas dos dentes hipersensíveis. Arquivos de Biologia Oral. 1994 Jan 1;39:S31-2.

2.   Addy M, Mostafa P, Absi E, Adams D, eds. Cervical dentine hypersensitivity. Etiologia e tratamento com especial referência aos dentífricos. In: Actas do Simpósio sobre Origem e Gestão da Dentina Hipersensível; 1985; Universidade de Michigan, Ann Arbor, MI.

3.   Conselho Consultivo Canadiano sobre Hipersensibilidade Dentinária. Recomendações baseadas em consenso para o diagnóstico e tratamento da hipersensibilidade dentinária. J Can Dent Assoc 2003; 69: 221-226.

4.   Holland, G. R., N€arhi, M. N., Addy, M., Gangarosa, L. & Orchardson, R. (1997) Guidelines for the design and conduct of clinical trials on dentine hypersensitivity. Journal of Clinical Periodontology 24, 808-813.

5.   Boiko, O. V., Baker, S. R., Gibson, B. J., Locker, D., Sufi, F., Barlow,A. P. S. & Robinson, P. G. (2010) Construção e validação da medida de qualidade de vida para hipersensibilidade dentinária (DHEQ). Jornal de Periodontologia Clínica 37, 973-980.

6.   West, N. X., Sanz, M., Lussi, A., Bartlett, D., Bouchard, P. & Bourgeois, D. (2013b) Prevalência da hipersensibilidade da dentina e estudo dos factores associados: um estudo transversal baseado na população europeia. Jornal de Medicina Dentária 41, 841-851.

7.   Bartold PM. Hipersensibilidade dentinária: uma revisão. Aust Dent J 2006 51: 212-218.

8.   Ye W, Feng XP, Li R. A prevalência da hipersensibilidade da dentina em adultos chineses. J Oral Rehabil 2010 39: 182-187.

9.   Addy M. Hipersensibilidade dentinária: definição, distribuição da prevalência e etiologia. Em: Addy M, Embery G, Edgar WM, Orchardson R, editores. Tooth Wear and Sensitivity: Clinical Advances in Restorative Dentistry. Londres: Martin Dunitz; 2000. p. 239-248.

10.   Miglani S, Aggarwal V, Ahuja B. Hipersensibilidade dentinária: tendências recentes na gestão. J Conserv Dent 2010 13: 218-224.

11.	Rees, J.S., Jin, L.J., Lam, S., Kudanowska, I. e Vowles, R., 2003. The prevalence of dentine hypersensitivity in a hospital clinic population in Hong Kong. Jornal de Medicina Dentária, 31(7), pp.453-461.

12.	West NX, Lussi A, Seong J et al. Hipersensibilidade dentinária: mecanismos de dor e etiologia da dentina cervical exposta. Clin Oral Investig 2013 17: 9 19.

13.	Brannstrom M, Astrom A. A hidrodinâmica da dentina e a sua possível relação com a dor dentária. Int Dent J 1972 22: 219 - 227.

14.	Petersson LG. O papel do flúor no tratamento preventivo da hipersensibilidade dentinária e da cárie radicular. Clin Oral Investig 2012 17: 63 - 71.

15.	Rapp, R., Avery, J.K. e Strachan, D.S., 1968. Possible role of the acetylcholinesterase in neural conduction within the dental pulp (pp. 309-11). University of Alabama Press, Birmingham.

16.	West, N.X., 2008. Hipersensibilidade dentinária: abordagens preventivas e terapêuticas ao tratamento. Periodontologia 2000, 48(1), pp.31-41.

17.	Bartlett DW, Lussi A, West NX, Bouchard P, Sanz M, Bourgeois D. Prevalência de desgaste dentário nas superfícies vestibular e lingual e possíveis factores de risco em jovens adultos europeus. J Dent 2013; 41: 1007-1013.

18.	Olley R, Moazze, R, Bartlett D. A relação entre o desgaste incisal/oclusal, a hipersensibilidade da dentina e o tempo após a última exposição ácida in vivo. J Dent 2014; 42 Nov 15. pii: S0300- 5712(14)00310-8. doi: 10.1016/j. jdent.2014.11.002. [Epub ahead of print].

19.	Dababneh RH, Khouri AT, Addy M. Hipersensibilidade da dentina - um enigma? Uma revisão da terminologia, mecanismos, etiologia e tratamento. Br Dent J 1999; 187: 606-611.

20.	Gillam, D.G., Seo, H.S., Newman, H.N. e Bulman, J.S., 2001. Comparação da hipersensibilidade da dentina em populações ocidentais e orientais selecionadas. Jornal de reabilitação oral, 28(1), pp.20-25.

21.	Clayton, D.R., McCarthy, D. e Gillam, D.G., 2002. Um estudo da prevalência e distribuição da sensibilidade da dentina numa população de 17-58 anos de idade, ao serviço numa base da RAF nas Midlands. Jornal de reabilitação oral, 29(1), pp.14-23.

22.   Chidchuangchai, W., Vongsavan, N. e Matthews, B., 2007. Mecanismos de transdução sensorial responsáveis pela dor causada pela estimulação fria da dentina no homem. Arquivos de Biologia Oral, 52(2), pp.154-160.

23.   Narhi M, Kontturi-Narhi V, Hirvonen T, Ngassapa D. Neurophysiological mechanisms of dentin hypersensitivity. Proc Finn Dent Soc 1992; 88(Suppl 1): 15-22.

24.   Cooley RL, Stilley J, Lubow RM (1984) Avaliação de um aparelho digital para testar a polpa. Oral Surgery, Oral Medicine, and Oral Pathology 58, 437-42.

25.   Gillam DG, Orchardson R, Narhi MVO, Kontturi-Narhi V. Métodos actuais e futuros para a avaliação da dor associada à hipersensibilidade da dentina. In: Tooth Wear and Sensitivity (Desgaste e sensibilidade dentária). Addy M, Embery G, Edgar WM, Orchardson R (eds). Londres, Reino Unido: Martin Dunitz, 2000: pp283-298.

26.   Kazemi, R.B., §en, B.H. e Spângberg, L.S.W., 1999. Alterações de permeabilidade da dentina tratada com tetrafluoreto de titânio. Jornal de Medicina Dentária, 27(7), pp.531-538.

27.   Gillam, D.G. e Orchardson, R., 2006. Avanços no tratamento da dentina radicular

sensibilidade: mecanismos e princípios de tratamento. Tópicos em Endodontia, 13(1), pp.13-33.

28.   Orchardson, R. e Gillam, D.G., 2006. Gerir a hipersensibilidade dentinária. The Journal of the American Dental Association, 137(7), pp.990-998.

29.   Gillam DG, Chesters RK, Attrill DC, Brunton P, Slater M, Strand P, Whelton H, Bartlett D. Hipersensibilidade da dentina - diretrizes para a gestão de um problema de saúde oral comum. Dent Update 2013; 40: 514-524.

30.   Eccles JD, Jenkins WG. Erosão dentária e dieta. Journal of Dentistry. 1974 Jul 1;2(4):153-9.

31.   Flynn, J.. Galloway, R. & Orchardson. R. (1985) The incidence of hypersensitive" teeth in the West of Scotland. Journal of Dentistry 13. 230- 236.

32.   JENSEN, A.L. (1964) Hypersensitivity controlled by iontophoresis, double blind clinical investigation. Journal of the American Dental Association, 68, 216-225.

33.   Dowell P, Addy M. Hipersensibilidade da dentina - uma revisão: Etiologia, sintomas e teorias da produção de dor. Jornal de periodontologia clínica. 1983 Ago;10(4) :341-50.

34.   Berman LH. Sensação e hipersensibilidade dentinária: uma revisão dos mecanismos e alternativas de tratamento. Journal of periodontology. 1985 Abr 1;56(4):216-22.

35.   Sessle BJ. Desenvolvimentos recentes na investigação da dor: Mecanismos centrais da dor orofacial e seu controlo. J Endodod 1986;12:435-44.

36.   Eischer. C. Fischer. R. G. & Wennberg. A. (1992) Prevalência e distribuição da hipersensibilidade dentinária cervical numa população do Rio de Janeiro. Rio de Janeiro. Journal of Dentistry 20. 272-276

37.   Linde A, Goldberg M. Dentinogénese. Revisões críticas em Biologia Oral e Medicina. 1993 Oct;4(5):679-728.

38.   Chabanski MB, Gillam DG. Etiologia, prevalência e caraterísticas clínicas da sensibilidade dentinária cervical. J Oral Rehabil 1997; 24: 15-19.

39.   Chabanski MB, Gillam DG, Bulman JS, Newman HN. Prevalência da sensibilidade dentinária cervical numa população de pacientes encaminhados para um especialista

40.   Cummins D. Recent advances in dentin hypersensitivity (Avanços recentes na hipersensibilidade dentinária): Tratamentos clinicamente comprovados para o alívio instantâneo e duradouro da sensibilidade. Am J Dent. 2010;23 Spec No A:3A-13A.

41.   Abel, I. (1958) Estudo dos dentes hipersensíveis e uma nova ajuda terapêutica. Cirurgia Oral, Medicina Oral, Patologia Oral, 11, 491-495.

42.   Hodosh M. Um dessensibilizador superior - nitrato de potássio. The Journal of the American Dental Association. 1974 Abr 1;88(4):831-2.

43.   Dayton, R. E., de Marco, T. J. & Swedlow, D. (1974) Tratamento de superfícies radiculares hipersensíveis com materiais adesivos dentários. Jornal de

Periodontologia 45, 873-S78.

44.   Gangarosa LP, Park NH. Considerações práticas na iontoforese de flúor para dessensibilização da dentina. The Journal of prosthetic dentistry. 1978 Feb;39(2):173-8.

45.   Matsumoto, K., Izumi, M. & Nagasawa, H. (1980) Estudo de microscopia eletrónica de varrimento sobre a hipersensibilidade da dentina. Jornal Japonês de Medicina Dentária Conservadora 23, 247-251.

46.   Greenhill JD, Pashley DH. Os efeitos dos agentes dessensibilizantes na condutância hidráulica da dentina humana in vitro. Journal of Dental Research. 1981 Mar;60(3):686-98.

47.   Senda, A., Gomi, A., Tani, T., Yoshino, H., Hara, G., Yamaguchi, M., Matsumoto, T., Narita, T. & Hasegawa, J. (1985) A clinical study on "Soft Laser 632", a He-Ne low energy medical laser. Aichi-Gakuin Journal of Dental Science 23, 773-780.

48.   Pashley DH. Permeabilidade da dentina, sensibilidade da dentina e tratamento através da oclusão dos túbulos. J Endodont 1986; 12(10): 465-74.

49.   Absi E G , Addy M, Adams D . Hipersensibilidade da dentina: Um estudo da patência dos túbulos dentinários em dentina cervical sensível e não sensível. J Clin Periodontol 1987 14: 280 284 .

50.   Orchardson. R. & Collins. W. J. N. (1987) Clinical features of hypersensitive teeth. British Dentai Journal 162. 253-256.

51.   Jensen M. E. e Doering J. V. (1987) Um estudo comparativo de duas técnicas clínicas para o tratamento da hipersensibilidade da superfície radicular. Gen. Den/. 35, 128-l 32.

52.   Kern DA, McQuade MJ, Scheidt MJ, Hanson B, Van Dyke TE. Effectiveness of sodium fluoride on tooth hypersensitivity with and without iontophoresis (Eficácia do fluoreto de sódio na hipersensibilidade dentária com e sem iontoforese). Journal of periodontology. 1989 Jul 1;60(7):386-9.

53.   Yoshiyama M, Noiri Y, Ozaki K, Uchida A, Ishikawa Y, Ishida H. Caracterização por microscopia eletrónica de transmissão da dentina radicular humana hipersensível. Journal of dental research. 1990 Jun;69(6):1293-7.

54.   Imai Y, Akimoto T. Um novo método de tratamento da hipersensibilidade da dentina através da precipitação de fosfato de cálcio in situ. Revista de materiais dentários. 1990 Dec 25;9(2):167-72.

55.   Trowbridge HO, Silver DR. Uma revisão das abordagens actuais à gestão em consultório da hipersensibilidade dentária. Dental Clinics of North America. 1990 Jul;34(3):561-81.

56.   Markowitz K, Bilotto G, Kim S. Diminuição da atividade nervosa intradental no gato com potássio e catiões divalentes. Arquivos de biologia oral. 1991 Jan 1;36(1):1-7.

57.   Addy M, Urquhart E. Dentine hypersensitivity: its prevalence, etiology and clinical management. Atualização Dentária. 1992 Dec;19(10):407-8.

58.   Reinhardt JW, Elvins SE, Swift EJ Jr & Denehy GE (1993) Um estudo clínico do branqueamento vital com proteção nocturna Quintessence International 24(6) 379-384.

59.   Orchardson R, Collins WJ, Gilmour WH. Estudo clínico piloto de uma resina fluoretada e pasta condicionadora para dessensibilização da dentina. Jornal de periodontologia clínica. 1993 Aug;20(7):509-13.

60.   Matthews B, Vongsavan N. Interações entre mecanismos neurais e hidrodinâmicos na dentina e na polpa. Arquivos de Biologia Oral. 1994 Jan 1;39:S87- 95.

61.   Macpherson JV, Beeston MA, Unwin PR, Hughes NP, Littlewood D. Imagiologia da ação de agentes bloqueadores do fluxo de fluidos em superfícies dentinárias utilizando um microscópio eletroquímico de varrimento. Langmuir. 1995 Oct;11(10):3959-63.

62.   W. J. Stead, R. Orchardson, e P. B. Warren, "A mathematical model of potassium ion diffusion in dentinal tubules," Archives of Oral Biology, vol. 41, no. 7, pp. 679-687, 1996.

63.   Pashley DH, Matthews WG, Zhang Y, Johnson M. Fluid shifts across human dentine in vitro in response to hydrodynamic stimuli. Arquivos de biologia oral. 1996 Nov 1;41(11):1065- 72.

64.   Ling TY, Gillam DG. A eficácia dos agentes dessensibilizantes para o

tratamento da sensibilidade dentinária cervical (SDC) - uma revisão. In The Journal of the Western Society of PeriodontologyZPeriodontal abstracts 1996 (Vol. 44, No. 1, pp. 5-12).

65.   McCormack K, Davies R. O enigma do ião potássio no tratamento da dentina

hipersensibilidade: será o óxido nítrico o segundo mensageiro? Pain. 1996 Nov 1;68(1):5-11. Departamento de Periodontologia. Journal of clinicalperiodontology. 1996

Nov;23(11):989-92.

66.   Lan WH, Liu HC, Lin CP. O efeito oclusivo combinado do verniz de fluoreto de sódio e da irradiação laser Nd: YAG nos túbulos dentinários humanos. Journal of Endodontics. 1999 Jun 1;25(6):424-6.

67.   Orchardson R, Gillam DG. The efficacy of potassium salts as agents for treating dentin hypersensitivity (A eficácia dos sais de potássio como agentes para o tratamento da hipersensibilidade dentinária). Jornal de Dor Orofacial. 2000 Jan 1;14(1).

68.   Kimura Y, Wilder-Smith P, Yonaga K, Matsumoto K. Tratamento da hipersensibilidade da dentina com lasers: uma revisão. Jornal de Periodontologia Clínica: Artigo de revisão. 2000 Oct;27(10):715-21.

69.   Kleinberg I. SensiStat. Uma nova composição à base de saliva para um tratamento simples e eficaz da dor causada pela sensibilidade dentária. Dent Today 2002;21(12):42-7.

70.   Rees JS, Addy M. Um estudo transversal da hipersensibilidade da dentina. Jornal de periodontologia clínica. 2002 Nov;29(11):997-1003.

71.   Corona SA, Nascimento TD, Catirse AB, Lizarelli RF, Dinelli W, Palma-Dibb RG. Avaliação clínica da terapia laser de baixa intensidade e do verniz fluoretado no tratamento da hipersensibilidade dentinária cervical. Journal of Oral Rehabilitation. 2003 Dec;30(12):1183-9.

72.   Watanabe, H., Kataoka, K., Iwami, H., Shinoki, T., Okagami, Y., e Ishikawa, I. (2003). Estudos in vitro e in vivo sobre a aplicação do laser erbium:YAG na hipersensibilidade da dentina. Int. Congr. Ser. 1248, 455-457.

73.   Frechoso SC, Menéndez M, Guisasola C, Arregui I, Tejerina JM, Sicilia A. Avaliação da eficácia de dois géis bioadesivos de nitrato de potássio (5% e 10%) no tratamento da hipersensibilidade dentinária. Um ensaio clínico aleatório. Journal of clinical periodontology. 2003 Abr;30(4):315-20.

74.   Swift EJ Jr. Causas, prevenção e tratamento da hipersensibilidade dentinária.

Compend Contin Educ Dent 2004;25(2):95-109.

75.   Pamir T, Dalgar H, Onal B. Avaliação clínica de três agentes dessensibilizantes no alívio da hipersensibilidade dentinária. Dentisteria Operatória. 2007 Nov;32(6):544-8.

76.   Zero DT. Recaldent™-evidência da atividade clínica. Avanços na investigação dentária. 2009 Aug;21(1):30-4.

77.   Petrou I, Heu R, Stanick M, et al. Uma terapia inovadora para a hiperensividade da dentina: como os produtos dentários que contêm 8% de arginina e carbonato de cálcio funcionam para proporcionar um alívio eficaz dos dentes sensíveis. J Clin Dent 2009;20(1):23-31.

78.   Cummins D. Hipersensibilidade dentinária: do diagnóstico a uma terapia inovadora para o alívio da sensibilidade quotidiana. J Clin Dent 2009;20(1):1-9.

79.   Curtis AR, West NX, Su B. Síntese de nanobiovidro e formação de varetas de apatite para ocluir túbulos de dentina expostos e eliminar a hipersensibilidade. Ata biomaterialia. 2010 Sep 1;6(9):3740-6.

80.   Tschoppe P, Zandim DL, Martus P, Kielbassa AM. Enamel and dentine remineralization by nano-hydroxyapatite toothpastes. J Dent. 2011;39(6):430- 37.

81.   Cunha-Cruz J, Stout JR, Heaton LJ, Wataha JC, Northwest PRECEDENT. Hipersensibilidade dentinária e oxalatos: uma revisão sistemática. Journal of dental research. 2011 Mar;90(3):304-10.

82.   Lopes AO, Aranha AC. Avaliação comparativa dos efeitos do laser de Nd:YAG e de um agente dessensibilizante no tratamento da hipersensibilidade dentinária: um estudo clínico. Photomed Laser Surg 2013;31:132-138.

83.   West NX, Seong J, Davies M. Management of dentine hypersensitivity: efficacy of professionally and self-administered agents. Jornal de periodontologia

clínica. 2015 Abr;42:S256-302.

84. Kumar A, Singh S, Thumar G, Mengji A. Nanopartículas de vidro bioactivas (NovaMin®) para aplicações em medicina dentária. J Dent Med Sci. 2015;14:30-5.

85. Tosun S, Culha E, Aydin U, Ozsevik AS. O efeito oclusivo combinado do verniz de fluoreto de sódio e da irradiação laser Nd: YAG nos túbulos dentinários - um estudo CLSM e SEM. Scanning. 2016 Nov;38(6):619-24.

86. Kopycka-Kedzierawski DT, Meyerowitz C, Litaker MS, Chonowski S, Heft MW, Gordan VV, Yardic RL, Madden TE, Reyes SC, Gilbert GH. Management of Dentin Hypersensitivity by National Dental Practice-Based Research Network practitioners: results from a questionnaire administered prior to initiation of a clinical study on this topic. BMC oral health. 2017 Dec;17(1):41.

87. Gupta T, Nagaraja S, Mathew S, Narayana IH, Madhu KS, Dinesh K. Effect of desensitization using bioactive glass, hydroxyapatite, and diode laser on the shear bond strength of resin composites measured at different time intervals: Um estudo in vitro. Odontologia clínica contemporânea. 2017 Abr;8(2):244.

88. Hall C, Mason S, Cooke J. Estudo clínico exploratório controlado e aleatório para avaliar a eficácia comparativa de duas pastas dentífricas oclusivas - uma pasta dentífrica de fosfosilicato de cálcio e sódio a 5% e uma pasta dentífrica de arginina/carbonato de cálcio a 8% - para o alívio a longo prazo da hipersensibilidade dentinária. Journal of dentistry 2017 May 1;60:36-

89. Machado AC, Viana ГEL, Farias-Neto AM, et al. A fotobiomodulação (PBM) é eficaz para o tratamento da hipersensibilidade dentinária? Uma revisão sistemática. Lasers Med Sci 2018;33:745-753.

90. Hines D, Xu S, Stranick M, Lavender S, Pilch S, Zhang YP, Sullivan R, Montesani L, Montesani L, Mateo LR, Williams M. Effect of a stannous fluoride toothpaste on dentinal hypersensitivity: in vitro and clinical evaluation. O Jornal da Associação Dentária Americana. 2019 Apr 1;150(4):S47-59.

91. Sognnaes RF, Wolcott RB, Xhonga FA. Erosão dentária: I. Padrões semelhantes à erosão que ocorrem em associação com outras condições dentárias. The Journal of the American Dental Association. 1972 Mar 1;84(3):571-6.

92.   Watson, P. J. C. |1984) Gingival recession. Journal of Dentistry 12. 29-35.

93.   Graf. H. & Galasse. R. (1977) Morbidade, prevalência e distribuição intra-oral de dentes hipersensíveis. Revista de Investigação Dentária 56. (edição especial A). 162. (abstr. no. 479).

94.   Collaert. B. & Speelman J. (1991) Tratamento da hipersensibilidade dentinária.

Revue Beige de Medecine Dentaire 46. 63-73.

95.   Capítulo 12, Estrutura e função do complexo dentina-polpa, Cohen, 11ª edição.

96.   Capítulo 8, Complexo Dentina-Polpa, Histologia Oral de Ten Cate, 8ª Edição.

97.   Capítulo 5, Dentin, Orban's Oral Histology And Embryology, 13ª edição.

98.   Mersky, H., The definition of pain, Eur. J. Psychiatry, 6 (1991) 153-159.

99.   Von Korff, M., Ormel, J., Keefe, F.J. e Dworkin, S.F., Grading the severity of chronic pain, Pain, 50 (1992) 133-149.

100.   Mersky, H. e Bogduk, N., Classification of Chronic Pain: Description of Chronic Pain Syndromes and Definitions of Pain Terms, IASP Press, Seattle, 1994.

101.   Anand, K.J.S. and Carr, D.B., The neuroanatomy, neurophysiology and neurochemistry of pain, stress, and analgesia in newborns and children, Pediatr. Clin. North Am., 36 (1989) 795822.

102.   Abram, S.E., Bonica Lecture: Advances in chronic pain management since gate control, Reg. Anesth., 18 (1993) 66-81.

103.   Yi, D.K. and Barr, G.A., The induction of Fos-like immunoreactivity by noxious thermal, mechanical and chemical stimuli in the lumber spinal cord of infant rats, Pain, 60 (1995) 257-265.

104.   Gillam DG, Newman HN. Avaliação da dor em estudos de sensibilidade dentinária cervical. Uma revisão. Journal of clinical periodontology. 1993 Jul;20(6):383-94.

105.   Stabholz A, Markitziu A, Kogan K, Deutsch D, Gedalia I. Desmineralização e remineralização de superfícies radiculares humanas fluoretadas in vitro. Dentisteria preventiva clínica. 1987;9(5):23-7.

106.   Nagata T, Ishida H, Shinohara H, Nishikawa S, Kasahara S, Wakano Y, Daigen S, Troullos ES. Avaliação clínica de um dentifrício de nitrato de potássio para o tratamento da hipersensibilidade dentinária. Journal of clinical periodontology. 1994 Mar;21(3):217-21.

107.   Ayad F, Berta R, De WV, McCool J, Petrone ME, Volpe AR. Eficácia comparativa de dois dentífricos contendo nitrato de potássio a 5% na sensibilidade dentinária: um estudo clínico de doze semanas. The Journal of clinical dentistry. 1994;5:97-101.

108.   Schiff T, Dotson M, Cohen S, De WV, McCool J, Volpe A. Efficacy of a dentifrice containing potassium nitrate, soluble pyrophosphate, PVM/MA copolymer, and sodium fluoride on dentinal hypersensitivity: a twelve-week clinical study. The Journal of clinical dentistry. 1994;5:87-92.

109.   Huskisson EC, JONES J, SCOTT PJ. Aplicação de escalas análogo-visuais para a medição da capacidade funcional. Rheumatology. 1976 Aug 1;15(3):185-7.

110.   Dowell P, Addy M, Dummer P. Dentine hypersensitivity: etiology, differential diagnosis and management (Hipersensibilidade da dentina: etiologia, diagnóstico diferencial e tratamento). British dental journal. 1985 Feb;158(3):92.

111.   Gillam DG, Seo HS, Bulman JS, Newman HN. Percepções da hipersensibilidade da dentina numa população de clínica geral. J Oral Rehabil. 1999; 26:710- 4.

112.   Imfeld T. Erosão dentária. Definição, classificação e ligações. Revista europeia de ciências orais. 1996 Abr;104(2):151-5.

113.   Jackson R (2000) Potenciais modalidades de tratamento para a hipersensibilidade dentinária: Produtos de uso doméstico. In: Addy M, Embery G, Edgar WM, Orchardson R (eds) Tooth Wear and Sensitivity in Clinical Advances in Restorative Dentistry Martin Dunitz, London 326-328.

114.   Organização Mundial de Saúde; Comité de Peritos da OMS para o Alívio da Dor do Cancro e Cuidados de Apoio Activos. Alívio da dor do cancro e cuidados paliativos: Relatório de um Comité de Peritos da OMS. Série de relatórios técnicos da Organização Mundial de Saúde; 804. Genebra: Organização Mundial de Saúde; 1990:1-75.

115.   Simmons, J. 3.: Dessensibilização iónica do dente, Texas Dent. J. 79: 11, 1961.

116.   LEFKOWITZ, W. e BODECKER, C.F.: Fluoreto de sódio, seu efeito sobre o sistema dentário

Pulp, Ann Dent 3:141-146, 1945.

117.   LEFKOWITZ, W.: Pulp Response to Ionization, J Prosthet Dent 12:966-976, 1962.

118.   LEFKOWITZ, W.; BURDICK, H.C.; e MOORE, D.L.: Dessensibilização da dentina por

Indução bioeléctrica da dentina secundária, J Prosthet Dent 13:940-949, 1963.

119.   Matsumoto K, Funai H, Shirasuka T, Wakabayashi H. Efeitos do laser Nd:YAG no tratamento da dentina hipersensível cervical. Japan J Conserv Dent 1985;85:760-765.

120.   Gelskey SC, White JM, Pruthi VK. A eficácia do laser Nd:YAG no tratamento da hipersensibilidade dentária. J Can Dent Assoc 1993;59:377-378, 383-386.

121.   Orchardson R, Peacock JM, Whitters CJ. Effect of pulsed Nd:YAG laser radiation on action potential conduction in isolated mammalian spinal nerves (Efeito da radiação laser Nd:YAG pulsada na condução do potencial de ação em nervos espinais isolados de mamíferos). Lasers Surg Med 1997;
21:142-148.

122.   Rochkind S, Nissan M, Razon N, Schwartz M, Bartal A. Electrophysiological effect of HeNe laser on normal and injured sciatic nerve in the rat. Ata neurochirurgica. 1986 Sep 1;83(3-4):125-30.

123.   Rochkind S, Nissan M, Barr-Nea L, Razon N, Schwartz M, Bartal A. Resposta do nervo periférico ao laser de He-Ne: Estudos experimentais. Lasers em cirurgia e medicina. 1987;7(5):441-3.

124.   Watanabe, H. (1993) Um estudo da transmissão do laser He-Ne através do esmalte e da dentina. Journal of Japanese Society for Laser Dentistry 4, 53-62.

125.   Strang, R., Moseley, H. & Carmichael, A. (1988) Soft lasers-Have they a place in dentistry? British Dental Journal 165, 221-225.

126.   Matsumoto, K., Funai, H., Wakabayashi, H. & Oyama, T. (1985b) Estudo sobre o tratamento da dentina hipersensível com o díodo laser GaAlAs. Jornal Japonês de Medicina Dentária Conservadora 28, 766-771.

127.   Launay, Y., Mordon, S., Cornil, A., Brunetaud, J. M. & Moschetto, Y. (1987) Thermal effects of lasers on dental tissues. Lasers in Surgery and Medicine 7, 473-477.

128.   Morioka, T., Suzuki, K. & Tagomori, S. (1984) Effect of beam absorptive mediators on acid resistance of surface enamel by Nd-YAG laser irradiation. Journal of Dental Health 34, 4044.

129.   Yonaga, K., Kimura, Y. & Matsumoto, K. (1999) Tratamento da hipersensibilidade dentinária cervical através de vários métodos utilizando o laser Nd:YAG pulsado. Journal of Clinical Laser Medicine & Surgery 17, 205-210.

130.   Kobayashi, K., Yamaguchi, H., Kumai, A., Tanaka, M., Sakuraba, E., Nomura, T., Nakamura, J. & Arai, T. (1999) Efeitos de alívio da dor da irradiação laser Nd:YAG na hipersensibilidade da dentina durante o tratamento periodontal. Jornal da Sociedade Japonesa de Periodontologia 41, 180-187.

131.   Lan, W.-H. & Liu, H.-C. (1995) Selagem de túbulos dentinários humanos por laser Nd:YAG. Journal of Clinical Laser Medicine & Surgery 13, 329-333.

132.   Lan, W.-H. & Liu, H.-C. (1996) Tratamento da hipersensibilidade da dentina com laser Nd:YAG. Journal of Clinical Laser Medicine & Surgery 14, 89-92.

133.   Whitters, C. J., Hall, A., Creanor, S. L., Moseley, H., Gilmour, W. H., Strang, R., Saunders, W. P. & Orchardson, R. (1995) A clinical study of pulsed Nd:YAG laser induced pulpal analgesia. Journal of Dentistry 23, 145-150.

134.   Matsumoto, K., Nakamura, G., Morita, Y., Oti, K. & Suzuki, K. (1982) Estudo de microscopia eletrónica de varrimento sobre a hipersensibilidade da superfície radicular exposta. Jornal Japonês de Medicina Dentária Conservadora 25, 142- 147.

135.   Oyama, T. & Matsumoto, K. (1991) Um estudo clínico e morfológico da hipersensibilidade cervical. Journal of Endodontics 17, 500-502.

136.   Zennyu, K., Inoue, M., Konishi, M., Minami, M., Kumazaki, M., Fujii, B.

& Lee, C.S. (1996) Transmissão do laser Nd:YAG através da dentina humana. Journal of Japanese Society for Laser Dentistry 7, 37- 45.

137.   Funato, A., Nakamura, Y. & Matsumoto, K. (1991) Effects of Nd:YAG laser irradiation on microcirculation. Journal of Clinical Laser Medicine and Surgery 9, 467-474.

138.   Moritz, A., Gutknecht, N., Schoop, U., Goharkhay, K., Ebrahim, D., Wernisch, J. & Sperr, W. (1996) A vantagem dos pescoços dentários tratados com CO2, em comparação com um método padrão: Resultados de um estudo in vivo. Journal of Clinical Laser Medicine & Surgery 14, 27-32.

139.   Moritz, A., Gutknecht, N., Schoop, U., Wernisch, J., Lampert, F. & Sperr, W. (1995) Effects of CO2 laser irradiation on treatment of hypersensitive dental necks: results of an in vitro study. Journal of Clinical Laser Medicine & Surgery 13, 397- 400.

Panagakos F, Schiff T, Guignon A. Hipersensibilidade dentinária: tratamento eficaz com uma pasta dessensibilizante em consultório contendo 8% de arginina e carbonato de cálcio. Am J Dent 2009;22(Spec No A):3A-7A

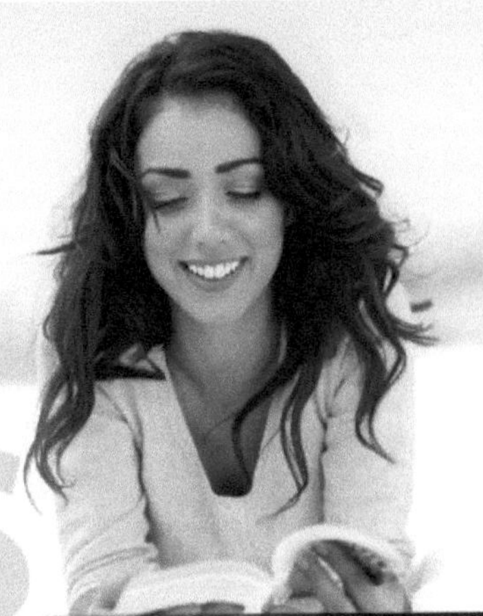

yes I want morebooks!

Buy your books fast and straightforward online - at one of world's fastest growing online book stores! Environmentally sound due to Print-on-Demand technologies.

Buy your books online at
www.morebooks.shop

Compre os seus livros mais rápido e diretamente na internet, em uma das livrarias on-line com o maior crescimento no mundo! Produção que protege o meio ambiente através das tecnologias de impressão sob demanda.

Compre os seus livros on-line em
www.morebooks.shop

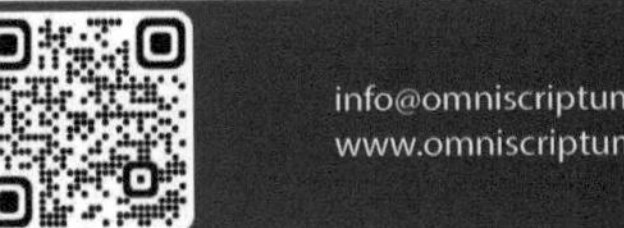

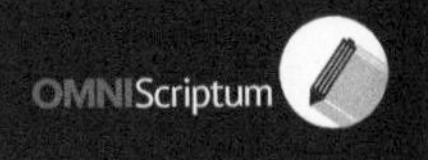

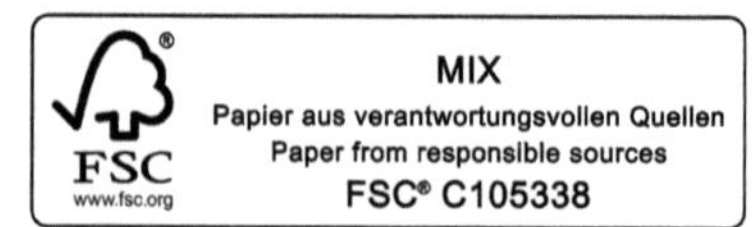

l by Books on Demand GmbH, Norderstedt / Germany